Fundamentos da prevenção quaternária na prática de enfermagem

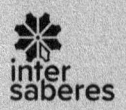

inter
saberes

Fundamentos da prevenção quaternária na prática de enfermagem

Priscila Meyenberg Cunha Sade
Jéssyca Slompo Freitas
Marlise Lima Brandão
Anna Beatriz de Lacerda Pinto Naumes
Andréa Cristina de Morais Chaves Thuler
Alessandra Vieira de Mello Bueno Machado
Rafaela Gessner Lourenço

inter saberes

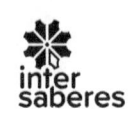

Rua Clara Vendramin, 58 . Mossunguê . CEP 81200-170
Curitiba . PR . Brasil . Fone: (41) 2106-4170
www.intersaberes.com . editora@intersaberes.com

Conselho editorial
Dr. Alexandre Coutinho Pagliarini
Dr.ª Elena Godoy
Dr. Neri dos Santos
M.ª Maria Lúcia Prado Sabatella

Editora-chefe
Lindsay Azambuja

Gerente editorial
Ariadne Nunes Wenger

Assistente editorial
Daniela Viroli Pereira Pinto

Preparação de originais
Palavra Arteira Edição e Revisão de Textos

Edição de texto
Caroline Rabelo Gomes
Palavra do Editor

Capa
Charles L. da Silva (*design*)
David Gyung/Shutterstock (imagem)

Projeto gráfico
Charles L. da Silva (*design*)
scoutori/Shutterstock (imagem)

Diagramação e *designer* responsável
Luana Machado Amaro

Iconografia
Regina Claudia Cruz Prestes
Sandra Lopis da Silveira

Dados Internacionais de Catalogação na Publicação (CIP)
(Câmara Brasileira do Livro, SP, Brasil)

Fundamentos da prevenção quaternária na prática de enfermagem / Priscila Meyenberg Cunha Sade...[et al.]. -- Curitiba, PR : InterSaberes, 2024.

Outros autores: Jéssyca Slompo Freitas, Marlise Lima Brandão, Anna Beatriz de Lacerda Pinto Naumes, Andréa Cristina de Morais Chaves Thuler, Alessandra Vieira de Mello Bueno Machado, Rafaela Gessner Lourenço.

Bibliografia.
ISBN 978-85-227-0858-1

1. Enfermagem - Cuidados 2. Enfermagem - Estudo e ensino 3. Política de saúde - Brasil I. Sade, Priscila Meyenberg Cunha. II. Freitas, Jéssyca Slompo. III. Brandão, Marlise Lima. IV. Naumes, Anna Beatriz de Lacerda Pinto. V. Thuler, Andréa Cristina de Morais Chaves. VI. Machado, Alessandra Vieira de Mello Bueno. VII. Lourenço, Rafaela Gessner.

23-184191   CDD-610.73
                                        NLM-WY-100

Índices para catálogo sistemático:
1. Enfermagem : Ciências médica 610.73

Eliane de Freitas Leite - Bibliotecária - CRB 8/8415

1ª edição, 2024.
Foi feito o depósito legal.

Informamos que é de inteira responsabilidade das autoras a emissão de conceitos.

Nenhuma parte desta publicação poderá ser reproduzida por qualquer meio ou forma sem a prévia autorização da Editora InterSaberes.

A violação dos direitos autorais é crime estabelecido na Lei n. 9.610/1998 e punido pelo art. 184 do Código Penal.

Sumário

9   *Apresentação*
13 *Como aproveitar ao máximo este livro*

Capítulo 1
17 **Modelos de atenção à saúde: interface com a prevenção quaternária**
20 1.1 Conceitos de modelo de atenção à saúde
24 1.2 A Reforma Sanitária e o modelo de atenção à saúde
31 1.3 Conceitos de atenção à saúde e prevenção quaternária
39 1.4 Redes de Atenção à Saúde
48 1.5 O modelo hegemônico e a prevenção quaternária

Capítulo 2
59 **O cuidado de enfermagem: necessidades como objeto do processo de trabalho**
62 2.1 Concepções do processo saúde-doença
74 2.2 Componentes do processo de trabalho: objeto, agentes e finalidade
80 2.3 Objetivos do assistir ou cuidar em enfermagem
84 2.4 O processo de trabalho do gerenciar em enfermagem
93 2.5 Métodos do processo de trabalho do cuidado de enfermagem

Capítulo 3
107 **Medicalização na atenção à saúde e a interprofissionalidade**
109 3.1 Medicalização na saúde
113 3.2 Aspectos éticos e legais do trabalho em saúde
117 3.3 Bioética e o trabalho interprofissional: caminho para a prevenção quaternária
120 3.4 Dilemas éticos na atenção à saúde e iatrogenias
125 3.5 Educação interprofissional e a prevenção quaternária

Capítulo 4
135 **Prevenção quaternária e o cuidado à saúde na Atenção Primária à Saúde**
137 4.1 Determinantes do processo saúde-doença
141 4.2 Níveis de prevenção à saúde: primário, secundário, terciário e quaternário
144 4.3 A organização da atenção à saúde
146 4.4 Necessidades de saúde e a gestão do cuidado
150 4.5 Atenção Primária à Saúde como eixo estrutural da atenção à saúde

Capítulo 5
155 **Sistematização do cuidado para a promoção da saúde**
158 5.1 A evolução do cuidado em saúde
167 5.2 A enfermagem e a sistematização do cuidado
177 5.3 A atuação da enfermagem nas ações de promoção em saúde
186 5.4 Instrumentos utilizados pela enfermagem para o cuidado em saúde
201 5.5 A integralidade do cuidado e o papel da enfermagem para a efetivação da prevenção quaternária

Capítulo 6
215 **A enfermagem como prática social e o trabalho em equipe interprofissional**
217 6.1 Trabalho e processo de trabalho em saúde
219 6.2 Processo de trabalho de enfermagem
223 6.3 Trabalho em equipe de enfermagem
227 6.4 A equipe interprofissional e a divisão técnica e social do trabalho
230 6.5 Modelos de organização do trabalho em equipe interprofissional

239 *Considerações finais*
241 *Referências*
273 *Respostas*
285 *Sobre as autoras*

Apresentação

A obra *Fundamentos da prevenção quaternária na prática de enfermagem* surge da necessidade de preencher uma lacuna na literatura técnica relacionada à enfermagem, especialmente no que diz respeito à prevenção quaternária. Este livro busca apresentar uma abordagem completa e atualizada sobre a prevenção quaternária como conceito relevante para a enfermagem contemporânea, que visa proteger os pacientes contra intervenções excessivas e potencialmente prejudiciais à saúde. A obra tem como objetivos principais:

- Compreender os modelos de atenção à saúde e sua interface com a prevenção quaternária;
- Reconhecer necessidades de saúde na centralidade do cuidado de enfermagem;
- Compreender a medicalização da saúde e identificar a interprofissionalidade como possibilidade para atenção à saúde;
- Reconhecer o cuidado à saúde na atenção primária e suas convergências e divergências com a prevenção quaternária;
- Compreender a sistematização do cuidado de enfermagem para a efetivação de práticas para a promoção da saúde;
- Compreender a enfermagem como trabalho e sua interface com a equipe interprofissional.

Trata-se de um livro que se destina a estudantes e profissionais que desejam aprofundar seu conhecimento sobre a prevenção quaternária e sua aplicação na prática clínica. O material também pode ser valioso para gestores de saúde e formuladores de políticas que desejam compreender como os princípios da prevenção quaternária podem ser integrados em sistemas de saúde e políticas de cuidado ao paciente.

O tema central da obra é a prevenção quaternária – abordagem ética e baseada em evidências que busca proteger os pacientes dos riscos associados a diagnósticos e tratamentos excessivos. A intenção é contextualizar a prevenção quaternária dentro da prática de enfermagem e explorar como os profissionais de enfermagem podem desempenhar um papel fundamental na promoção de práticas de cuidado seguras e centradas no paciente.

Os conteúdos são apresentados de forma acessível e organizados em uma estrutura lógica e progressiva. Cada capítulo começa com um objetivo geral, seguido de objetivos específicos que orientam a compreensão dos tópicos abordados. Os conteúdos do livro estão distribuídos em seis capítulos.

No primeiro capítulo, *Modelos de atenção à saúde: interface com a prevenção quaternária*, apresentamos os conceitos fundamentais dos modelos de atenção à saúde e sua evolução ao longo do tempo, reconhecendo as mudanças decorrentes da Reforma Sanitária; a forma como os conceitos de atenção à saúde e prevenção quaternária se entrelaçam; e as Redes de Atenção à Saúde como uma perspectiva para a integralidade do cuidado. Além disso, exploramos como o modelo hegemônico de atenção à saúde pode impactar a prevenção quaternária.

No segundo capítulo, *O cuidado de enfermagem: necessidades como objeto do processo de trabalho*, descrevemos a evolução das concepções de saúde e doença ao longo da história, desde as civilizações antigas até os tempos modernos, bem como os componentes do processo de trabalho em saúde, destacando a importância do cuidado de enfermagem, o gerenciamento e os métodos orientadores. Ademais, buscamos esclarecer como o cuidado em enfermagem e o processo de trabalho se organizam para atender às necessidades de saúde.

No terceiro capítulo, *Medicalização na atenção à saúde e a interprofissionalidade*, exploramos o conceito de medicalização da saúde, indicando como ele se relaciona com a interprofissionalidade como uma possibilidade para a atenção à saúde, e analisamos os aspectos éticos e legais do trabalho em saúde, a forma como a bioética pode guiar o caminho para a prevenção quaternária, os dilemas éticos na atenção à saúde e os riscos de iatrogenia. Apresentamos, ainda, a educação interprofissional como uma estratégia relevante e potente.

Já no quarto capítulo, *Prevenção quaternária e o cuidado à saúde na Atenção Primária à Saúde*, abordamos os determinantes do processo saúde-doença e sua relação com a Atenção Primária à Saúde (APS) e a prevenção quaternária. Enfocamos também os diferentes níveis de prevenção à saúde, detalhando como a organização da atenção à saúde impacta a gestão do cuidado, assim como a importância da APS como eixo estrutural da atenção à saúde.

No quinto capítulo, *Sistematização do cuidado para a promoção da saúde*, discutimos como foi a evolução do cuidado em saúde ao longo da história e como a enfermagem desempenha um papel fundamental na sistematização do cuidado. Buscamos analisar, ainda, a atuação da enfermagem nas ações de promoção em saúde, os instrumentos utilizados para o cuidado e a importância da integralidade do cuidado para a efetivação da prevenção quaternária.

Por fim, no sexto capítulo, *A enfermagem como prática social e o trabalho em equipe interprofissional,* apresentamos a enfermagem como trabalho e sua interface com a equipe interprofissional, bem como o processo de trabalho de enfermagem e a forma como ele se integra ao trabalho em equipe. Procuramos detalhar a divisão técnica e social do trabalho na equipe interprofissional e os diferentes modelos de organização do trabalho em equipe.

Junte-se a nós nesta jornada em direção a um cuidado à saúde mais seguro, humano e centrado no paciente!

As autoras

Como aproveitar ao máximo este livro

Este livro traz alguns recursos que visam enriquecer seu aprendizado, facilitar a compreensão dos conteúdos e tornar a leitura mais dinâmica. São ferramentas projetadas de acordo com a natureza dos temas que vamos examinar. Veja a seguir como esses recursos se encontram distribuídos no decorrer desta obra.

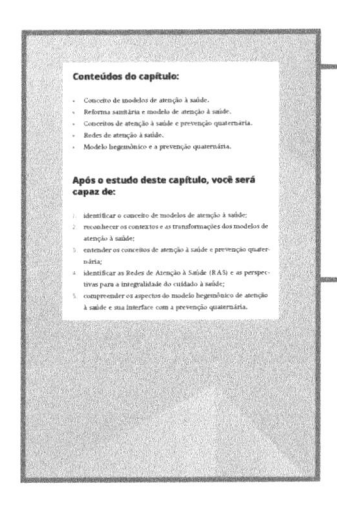

Conteúdos do capítulo:

Logo na abertura do capítulo, você fica conhecendo os conteúdos que nele serão abordados.

Após o estudo deste capítulo, você será capaz de:

Você também é informado a respeito das competências que irá desenvolver e dos conhecimentos que irá adquirir com o estudo do capítulo.

Para saber mais

Você pode consultar as obras indicadas nesta seção para aprofundar sua aprendizagem.

Síntese

Você dispõe, ao final do capítulo, de uma síntese que traz os principais conceitos nele abordados.

Questões para revisão

Ao realizar estas atividades, você poderá rever os principais conceitos analisados. Ao final do livro, disponibilizamos as respostas às questões para a verificação de sua aprendizagem.

Questões para reflexão

Ao propormos estas questões, pretendemos estimular sua reflexão crítica sobre temas que ampliam a discussão dos conteúdos tratados no capítulo, contemplando ideias e experiências que podem ser compartilhadas com seus pares.

Capítulo 1
Modelos de atenção à saúde: interface com a prevenção quaternária

Priscila Meyenberg Cunha Sade

Conteúdos do capítulo:

- Conceito de modelos de atenção à saúde.
- Reforma sanitária e modelo de atenção à saúde.
- Conceitos de atenção à saúde e prevenção quaternária.
- Redes de atenção à saúde.
- Modelo hegemônico e a prevenção quaternária.

Após o estudo deste capítulo, você será capaz de:

1. identificar o conceito de modelos de atenção à saúde;
2. reconhecer os contextos e as transformações dos modelos de atenção à saúde;
3. entender os conceitos de atenção à saúde e prevenção quaternária;
4. identificar as Redes de Atenção à Saúde (RAS) e as perspectivas para a integralidade do cuidado à saúde;
5. compreender os aspectos do modelo hegemônico de atenção à saúde e sua interface com a prevenção quaternária.

A formulação de modelos de atenção em saúde é um processo bastante complexo, determinado por múltiplos fatores de ordem sócio-histórica, política e econômica. Se, por um lado, existe a compreensão conceitual do termo *modelo de atenção à saúde* e das várias denominações utilizadas, de outro, há os atributos do que poderia ser um novo modelo de atenção orientado pelos princípios da resolutividade e da integralidade do cuidado em saúde e os desafios apresentados nas propostas e políticas estruturantes em implementação no Brasil, após a criação do Sistema Único de Saúde (SUS), a partir da promulgação das Leis Orgânicas da Saúde nos anos 1990 (Fertonani et al., 2015) – Lei n. 8.080, de 19 de setembro de 1990 (Brasil, 1990a), e Lei n. 8.142, de 28 de dezembro de 1990 (Brasil, 1990b) – e da instituição das Redes de Atenção à Saúde (RAS) a partir de 2010 (Mendes, 2010).

Em 2003, a World Organization of Family Doctors (Wonca) propôs a aplicação de um conceito relativamente pouco discutido, que significa a ação de identificar indivíduos em risco de medicalização excessiva e protegê-los de novas intervenções desnecessárias, a fim de evitar danos iatrogênicos e sugerir medidas eticamente aceitáveis: a prevenção quaternária (Tesser, 2017). Tal conceito tem evidente relevância para a saúde pública, o SUS, e, consequentemente, para a definição de novos modelos de atenção que superem a hegemonia do modelo biomédico (Norman; Tesser, 2009), ou seja, modelos de atenção que partem do princípio do reconhecimento da saúde como um direito de todos os cidadãos, refletido na promoção de melhores condições de vida e na oferta de serviços mais eficazes, abrangentes e, acima de tudo, humanizados (Levcovitz; Garrido, 1996).

1.1 Conceitos de modelo de atenção à saúde

Modelo de atenção à saúde é a forma como são organizadas, numa sociedade, as ações de atenção à saúde. Em suma, corresponde a um formato de organização e articulação entre variados recursos físicos, tecnológicos, humanos e financeiros dispostos para resolver os problemas de saúde de determinada coletividade (Silva-Júnior; Alves, 2007; Gil; Maeda, 2013).

No mundo existem diversos modelos de atenção à saúde alicerçados na compreensão do processo saúde-doença e nas escolhas políticas e éticas que dão prioridade aos problemas a serem enfrentados pelas políticas de saúde. Por esse motivo, Silva-Júnior e Alves (2007) ressaltam que não há modelos certos ou errados, ou receitas que, quando seguidas, dão certo.

Cabe aqui apontar que o termo *modelo de atenção* é utilizado com diversas variações de terminologia: *modelo assistencial, modalidades assistenciais* ou *modelos tecnológicos, modos de produzir saúde, modos de intervenção, modelo de cuidados, modelos tecnoassistenciais* etc. (Fertonani et al., 2015). Nesse sentido, a diversidade de denominações e de abordagens torna desafiadora a tarefa de conceituar *modelo de atenção à saúde*.

Merhy (2002) utiliza a denominação *modelo tecnicoassistencial* para caracterizar um processo composto por tecnologias do trabalho em saúde e assistência, na qualidade de tecnologia do cuidado produzida por três tipos de arranjos tecnológicos: tecnologias leves, leves-duras e duras. Fertonani et al. (2015) contribuem para o debate acerca da necessidade de mudança do modelo de atenção à saúde hegemônico, quando defendem que tal modelo impacta o núcleo do cuidado, do trabalho vivo para o trabalho morto.

O tema de qualquer modelo de atenção à saúde não se relaciona apenas a programas, mas também à forma como se estabelece a gestão dos processos políticos, organizacionais e de trabalho que estão dedicados à realização das ações de cuidado para indivíduos, grupos sociais, ambientes, objetos e lugares. Isso sempre representa uma tarefa tecnológica, focada nas necessidades como valores de utilidade, visando atender às demandas de indivíduos e comunidades (Merhy, 2002).

Modelos assistenciais, modelos de atenção ou modelos de intervenção em saúde correspondem a distintos arranjos tecnológicos com diferentes objetivos para solucionar problemas e atender às necessidades de saúde de determinado território e população adstrita; sistematizar serviços de saúde; realizar intervenções em situações relacionadas ao perfil epidemiológico e investigação dos danos e riscos à saúde (Fertonani et al., 2015; Paim, 2008).

Paim (2008) fomenta a discussão acerca da reformulação dos modelos de atenção à saúde, apresentando questionamentos sobre a necessidade de combinar, da forma mais adequada possível, os meios técnico-científicos existentes para promover a saúde, entendida como qualidade de vida, e resolver problemas de saúde individuais e/ou coletivos (proteger, recuperar e reabilitar a saúde das pessoas e das coletividades).

> Modelo não é padrão, não é exemplo, não é burocracia. Modelo é uma **razão de ser** – uma racionalidade. É uma espécie de "lógica" que orienta a ação. **Modelo de atenção à saúde** ou modelo assistencial não é uma forma de organizar serviços de saúde. Também não é um modo de administrar (gestão ou gerenciamento) o sistema e os serviços de saúde. Modelo de atenção é uma dada forma de combinar **técnicas e tecnologias** para resolver problemas de saúde e atender necessidades

de saúde individuais e coletivas. É uma maneira de organizar os **meios de trabalho** (saberes e instrumentos) utilizados nas práticas ou processos de trabalho em saúde. Aponta como melhor combinar os **meios técnico-científicos existentes para resolver problemas de saúde** individuais e/ou coletivos. Corresponde à **dimensão técnica** das práticas de saúde. Incorpora uma **"lógica" que orienta as intervenções** técnicas sobre os problemas e necessidades de saúde. (Paim, 2001, p. 7-8, grifo do original)

Campos (1992, 1994) argumenta que a compreensão de um modelo assistencial, modelo tecnológico ou modalidade assistencial com base em seu desenho organizacional e técnico-assistencial é equivocada, uma vez que nele se inclui a forma como são geradas as ações assistenciais e a organização do Estado em desempenhar efetivamente tal processo, o que se refere às maneiras de organização tecnológica do processo de prestação de serviços de saúde, resultantes do estabelecimento de intermediações entre o técnico e o político (Paim, 1999).

Na análise dialógica do sistema de saúde brasileiro com preceitos internacionais, considerando ainda os desafios da implantação do SUS, Mendes (2012, p. 52) observa que

> Os modelos de atenção à saúde são sistemas lógicos que organizam o funcionamento das RASs, articulando de maneira singular as relações entre os componentes desta rede e as intervenções sanitárias, definidos em função da visão prevalecente da saúde, das situações demográficas e epidemiológicas e dos determinantes sociais da saúde, vigentes em determinado tempo e em determinada sociedade.

Fertonani et al. (2015) caracterizam, com base em formulações de Campos (1992, 1994), Paim (2008) e Pires (2008), quais elementos interferem na constituição de um modelo assistencial, a partir de um macro cenário histórico-social, como apresentado na Figura 1.1, a seguir.

Figura 1.1 – Elementos que interferem na constituição de um modelo assistencial

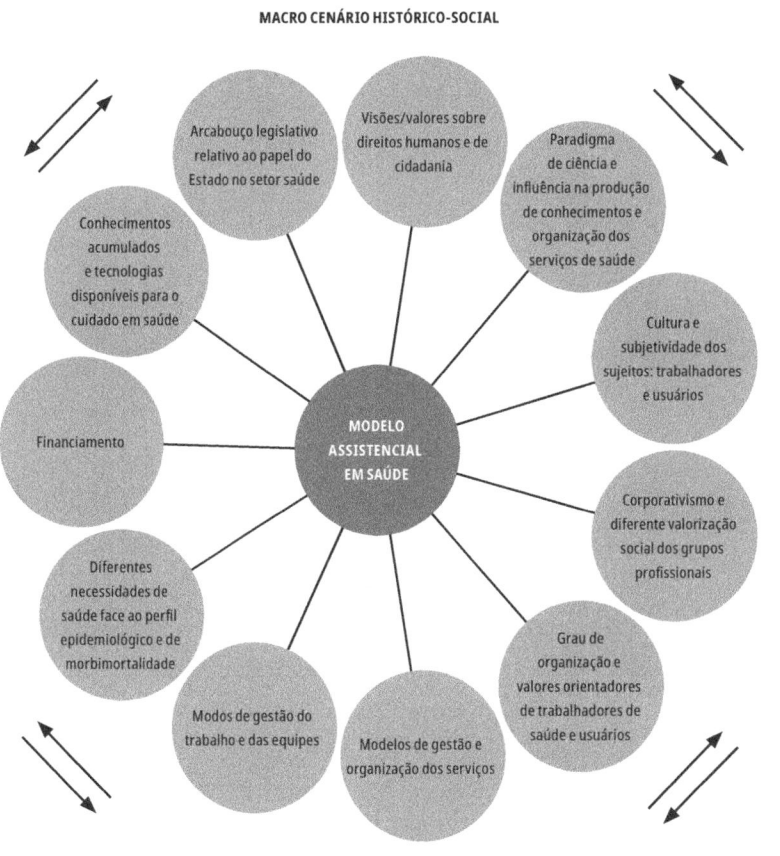

MACRO CENÁRIO HISTÓRICO-SOCIAL

- Arcabouço legislativo relativo ao papel do Estado no setor saúde
- Visões/valores sobre direitos humanos e de cidadania
- Paradigma de ciência e influência na produção de conhecimentos e organização dos serviços de saúde
- Conhecimentos acumulados e tecnologias disponíveis para o cuidado em saúde
- Cultura e subjetividade dos sujeitos: trabalhadores e usuários
- Financiamento
- **MODELO ASSISTENCIAL EM SAÚDE**
- Corporativismo e diferente valorização social dos grupos profissionais
- Diferentes necessidades de saúde face ao perfil epidemiológico e de morbimortalidade
- Grau de organização e valores orientadores de trabalhadores de saúde e usuários
- Modos de gestão do trabalho e das equipes
- Modelos de gestão e organização dos serviços

MICRO CENÁRIO HISTÓRICO-SOCIAL

Fonte: Fertonani et al., 2015, p. 1873.

O conceito de modelo de atenção à saúde constitui-se em uma denominação polissêmica, sendo usado para caracterizar diferentes aspectos de um fenômeno complexo. Fertonani et al. (2015, p. 1872) apontam que tal modelo emerge de "como, em um determinado contexto histórico-social, são organizados os serviços de saúde, como são realizadas as práticas, os valores que orientam o modo como a sociedade define saúde e os direitos dos seres humanos em relação à vida".

Por fim, existe a compreensão de que, no processo de formulação de um modelo de atenção à saúde, diversos elementos interagem entre si, estimulando a conjugação de diferentes práticas assistenciais vinculadas a distintas circunstâncias históricas e culturais (Pires, 2008).

1.2 A Reforma Sanitária e o modelo de atenção à saúde

Como vimos anteriormente, o conceito e a configuração de modelos de atenção à saúde estão fortemente associados ao contexto histórico-social de interesses de classes e à evolução dos sistemas de saúde e das políticas de saúde.

No Brasil, a partir do século XX, é possível identificar cinco modelos de atenção à saúde: 1) o **sanitarista campanhista**, do início do século até 1929 (voltado essencialmente ao controle de endemias); 2) o **modelo médico assistencial previdenciário**, entre 1920 a 1945 (ainda voltado ao combate de doenças endêmicas e à assistência individual); 3) o **modelo clínico liberal** ou **médico assistencial privatista**, de 1945 a meados da década de 1970 (fundamentado na concepção de saúde como mercadoria e não em função das necessidades de saúde da população); 4) o **modelo racionalizador/reformista**, do final da década de 1970 (que previa a reorganização e a racionalização dos serviços sem alteração da concepção de saúde e do modo de intervenção no processo saúde-doença); 5) **um modelo ainda em construção**, que resgata os ideários da VIII Conferência Nacional de Saúde, de 1986, e do SUS, de 1990 (Brasil, 1986b; Lucena et al., 2006; Gil; Maeda, 2013; Fertonani et al., 2015).

É possível inferir que os quatro primeiros modelos carregam em sua concepção o modelo biomédico que, no cenário brasileiro, acarretou debates sobre a necessidade de mudanças, ganhando força em meados da década de 1970 com o movimento da **Reforma Sanitária**. Tais debates apontavam a necessidade de substanciais mudanças, com enfoque na descentralização dos serviços, na humanização da assistência e na atenção integral, com garantias de acesso à saúde para toda a população, em contraposição ao modelo de saúde dominante no Brasil, intensamente especializado, fragmentado, restrito às ações curativas e voltado à organização médico-hospitalar (Gil; Maeda, 2013).

> Por um lado, este modelo [o modelo biomédico] foi reconhecido e incorporado pelos serviços de saúde, pelos seus benefícios para promover o alívio da dor e o tratamento de diversas doenças que afligem a humanidade. Por outro, seus limites na atenção à saúde das pessoas são amplamente reconhecidos, destacando-se: o foco no indivíduo indiferenciado e predominantemente com intervenções no seu corpo e na parte afetada ou "não funcionante do corpo-máquina"; a ênfase nas ações curativas e no tratamento de doenças, lesões e danos; a medicalização; a ênfase na atenção hospitalar com o uso intensivo do aparato tecnológico do tipo material. (Fertonani et al., 2015, p. 1870)

Cabe mencionar também o pouco enfoque na avaliação dos determinantes do processo saúde-doença, a orientação por demanda espontânea, o distanciamento dos contextos culturais e éticos envoltos nas escolhas e experiências dos indivíduos e a não compreensão dos seres humanos em suas variadas dimensões (Silva-Júnior; Alves, 2007; Mendes, 2012; Fertonani et al., 2015).

Nesse sentido de mudança e ruptura com o modelo hegemônico da época, no transcorrer da década de 1970, vários municípios brasileiros implantaram serviços organizados sob a lógica da descentralização do sistema. Esse movimento trouxe força à Reforma Sanitária, uma vez que produziu resultados positivos nos indicadores de saúde e no acesso da população aos serviços de saúde (Escorel, 1998). No cenário mundial, nesse mesmo período, ocorreu a Conferência Internacional sobre Cuidados Primários de Saúde de Alma-Ata, a qual propôs a reorganização dos sistemas de saúde, movendo para o centro do debate a Atenção Primária à Saúde (APS) (OMS, 1978).

Na década de 1980, no Brasil, vários acontecimentos contribuíram favoravelmente para o crescimento de experiências estaduais e municipais de saúde, diante dos crescentes custos do setor e num cenário de lutas pelo término da ditadura militar, por democracia e por direitos de cidadania, ganhando força a crítica ao modelo vigente (Paim, 2003), que se manifestou sobretudo na VIII Conferência Nacional de Saúde (Brasil, 1986b) e na promulgação da Constituição de 1988 (Brasil, 1988), culminando, em 1990, na conquista do SUS (Fertonani et al., 2015).

> **Para saber mais**
>
> Assista ao vídeo indicado a seguir, que conta a história da construção do SUS no Brasil, com ênfase na participação de Sergio Arouca nesse processo.
>
> UNIRIO – Universidade Federal do Estado do Rio de Janeiro. Projeto Memória Sergio Arouca. **O SUS do Brasil**. Direção: Regina Abreu, Helena Rego Monteiro e Guilherme Franco Netto. Disponível em: <https://www.youtube.com/watch?v=Cb-cslNmGnE>. Acesso em: 4 jul. 2023.

Ao promulgar a saúde como direito de todos e dever do Estado, foram suscitadas discussões que ampliaram o conceito de saúde, o qual passou a ser compreendido como resultado das condições sociais e de vida da população; o direito à saúde e o acesso aos serviços de saúde assumiram o caráter de direitos de cidadania. Os princípios do SUS configuraram-se como eixo de orientação para as práticas assistenciais, considerando o acesso universal e igualitário, a regionalização, a hierarquização e a descentralização dos serviços de saúde, o atendimento na lógica da integralidade e a participação popular (Silva-Júnior; Alves, 2007; Cecílio, 1997; Fertonani et al., 2015).

Silva-Júnior e Alves (2007) esclarecem que a década de 1980 foi marcada por importantes avanços para a saúde pública brasileira, principalmente para a APS, ganhando evidência com a ampliação do acesso da população aos serviços de saúde. O arcabouço legal do SUS deu força a tal tendência a partir de sua operacionalização por meio de normas, leis e decretos, a fim de garantir os princípios e as diretrizes do SUS e, por conseguinte, provocar mudanças no modelo de atenção à saúde vigente à epoca. Todavia, são diversos os desafios para implementar um modelo de atenção à saúde que atenda aos princípios e às diretrizes do SUS. Teixeira e Paim (1990) relatam a necessidade de tradução dos princípios delineados na Reforma Sanitária e na VIII Conferência Nacional de Saúde para a organização dos serviços de saúde.

A competição entre o modelo biomédico hegemônico e as propostas de modelos alternativos iniciada na década de 1980 tem continuidade na década de 1990 e estende-se até o início dos anos 2000. As discussões foram ampliadas nas Conferências Nacionais de Saúde (CNSs), sendo "pauta da X CNS de 1996 a partir da demanda de elaboração de um modelo de atenção para qualidade de vida, e na XI CNS de 2000 tal necessidade ressurge como um dos subtemas de discussão: modelos de atenção voltados para qualidade, efetividade, equidade e necessidades prioritárias de saúde" (Paim, 2003, p. 555). Os temas e resoluções da XII CNS, em 2003, da XIII CNS, em 2008, e da XIV CNS, em 2012, tratam de questões relacionadas à concretização do direito à saúde e do acesso aos serviços, à reorganização da atenção, das práticas e dos modos de prestação dos cuidados, os quais são componentes do modelo de atenção à saúde (Fertonani et al., 2015).

Nesse contexto, a partir de 1994, ocorreu a expansão da Estratégia Saúde da Família (ESF), inicialmente denominada Programa Saúde da Família, segundo Fertonani et al. (2015), constituindo-se como "uma das principais tentativas de superação dos problemas decorrentes do modelo biomédico e também implementação dos princípios do SUS. A ESF apresenta-se como eixo estruturante do processo de reorganização do sistema de saúde, baseado na Atenção Primária à Saúde (APS)" (Fertonani et al., 2015, p. 1870).

Em 2012, as funções da ESF e da APS na ordenação das RAS foram fortalecidas pela Política Nacional da Atenção Básica (Pnab). Recentemente, a partir do processo da Pnab, entre 2012 e 2017, mudanças foram introduzidas, entre elas: a possibilidade de financiamento de outros modelos de organização da APS, além da ESF; a ampliação das atribuições dos agentes comunitários de saúde; a construção da oferta nacional de serviços e ações essenciais e ampliadas da atenção básica; a inclusão do gerente de atenção básica nas equipes (Silva; Urasaki; Flores, 2018).

Tais mudanças se constituem em uma "nova proposta" de modelo de atenção à saúde, voltado para a APS, no qual as práticas requerem ser orientadas pelos determinantes do processo saúde-doença, considerando o indivíduo em seu contexto familiar, como parte de grupos e de comunidades socioculturais, além de abranger ações importantes do campo da vigilância em saúde e da promoção da saúde (Brasil, 1997; Fertonani et al., 2015).

Para melhor compreensão acerca desse assunto, o Quadro 1.1 faz uma comparação sucinta entre o modelo biomédico e o da APS, levando em conta as características organizacionais e das práticas de atenção à saúde.

Quadro 1.1 – Comparação entre o modelo biomédico e o modelo da APS

Características	Modelo biomédico	Modelo da APS
Organizacionais	Financiamento misto (Estado, empregador)	Financiamento público com repasse e autonomia municipal
	Acesso à população definida	Acesso progressivamente universal (territorial)
	Ações enfaticamente hospitalares	Ações territorializadas e indutoras de redes da atenção à saúde
	Controle social incipiente	Participação popular e controle social
Das práticas de atenção à saúde	Proteção social meritocrática (acesso para quem tem vínculo de trabalho ou pagamento direto)	Proteção social universal
	Ações curativas	Orientado pela integralidade
	Atendimento à demanda	Equilíbrio entre ações programadas e atendimento à demanda espontânea
	Ações individuais	Ações individuais e coletivas centradas no usuário/família/comunidade
	Práticas enfaticamente médicas	Práticas multiprofissionais
	Processo saúde-doença na perspectiva anátomo-clínica	Processo saúde-doença baseado nos determinantes sociais de saúde

Fonte: Elaborado com base em Brasil, 2014b.

Diante do exposto, podemos afirmar que a Reforma Sanitária e a instituição do SUS foram divisores de águas quando se fala em mudança de modelo de atenção à saúde hegemônico para "novos" modelos de atenção à saúde, tendo em vista que impulssionaram a construção de um novo paradigma para pensar e produzir saúde, orientado pelos princípios do SUS. Contudo, é importante ter o entendimento de que esse novo paradigma enfrenta dificuldades para promover mudanças nas práticas assistenciais, dada a evidência da realização de ações que continuam predominantemente médico-curativistas, especializadas, fragmentadas, focadas no tratamento e na reabilitação de doenças no contexto hospitalar e com fragilidades substanciais no trabalho em equipe multidisciplinar (Gil; Maeda, 2013; Fertonani et al., 2015).

1.3 Conceitos de atenção à saúde e prevenção quaternária

A concepção de atenção à saúde parte do pressuposto de uma organização estratégica do sistema e das práticas de saúde em resposta às necessidades da população, tendo expressão em políticas, programas e serviços de saúde, em consonância com os princípios e as diretrizes do SUS. Entretanto, para compreender a atenção à saúde, é necessário resgatar os processos históricos, políticos e culturais que expressam as disputas por propostas no campo da saúde (Matta; Morosi, 2008).

> Numa breve perspectiva histórica, a noção de atenção busca superar a clássica oposição entre assistência e prevenção, entre indivíduo e coletividade, que durante muitos anos caracterizou as políticas de saúde no Brasil. Dessa forma, remete-se à histórica ruptura entre as iniciativas de caráter individual e curativo, que caracterizam a assistência médica, e as iniciativas de caráter coletivo e massivo, com fins preventivos, típicas da saúde pública.

Essas duas formas de conceber e de organizar as ações e os serviços de saúde configuraram, como já descrito anteriormente, dois modelos de atenção à saúde distintos – o modelo biomédico e o modelo campanhista/preventivista – que marcaram, respectivamente, a assistência médica e a saúde pública, faces do setor saúde brasileiro cuja separação, há muito instituída, ainda representa um desafio para a constituição da saúde em um sistema integrado. (Matta; Morosi, 2008, p.39)

O conceito de atenção à saúde ganha definição em meio ao movimento de consolidação do SUS – a Reforma Sanitária, no esforço de se estabelecer uma súmula que represente a complexidade e a extensão da concepção ampliada de saúde, resultado das condições de moradia, alimentação, educação, fonte de renda, meio ambiente, transporte, emprego, lazer, liberdade e acesso a serviços de saúde (Brasil, 1986b). Fundamentada nessa visão ampliada do processo saúde-doença, a atenção à saúde começa a conceber e organizar as políticas e as ações de saúde sob a lógica interdisciplinar, emergindo da crítica em relação aos modelos excludentes, como o biomédico (Matta; Morosi, 2008).

> No âmbito do SUS, são três os princípios fundamentais a serem considerados em relação à "atenção à saúde" para sua organização: o princípio da universalidade, pelo qual o SUS deve garantir o atendimento de toda a população brasileira; o princípio da integralidade, pelo qual a assistência é compreendida como um conjunto articulado e contínuo das ações e serviços preventivos e curativos, individuais e coletivos; e o princípio da equidade, pelo qual esse atendimento deve ser garantido de forma igualitária, porém, contemplando a multiplicidade e a desigualdade das condições socio-sanitárias da população. (Matta; Morosi, 2008, p. 223)

Nessa lógica, a Norma Operacional Básica (NOB) n. 1/1996 do SUS, regulamentada pela Portaria n. 2.203, de 5 de novembro de 1996 (Brasil, 1996), dá início à reordenação do modelo de atenção à saúde, na medida em que redefine:

a) os papéis de cada esfera de governo e, em especial, no tocante à direção única;

b) os instrumentos gerenciais para que municípios e estados superem o papel exclusivo de prestadores de serviços e assumam seus respectivos papéis de gestores do SUS;

c) os mecanismos e fluxos de financiamento, reduzindo progressiva e continuamente a remuneração por produção de serviços e ampliando as transferências de caráter global, fundo a fundo, com base em programações ascendentes, pactuadas e integradas;

d) a prática do acompanhamento, controle e avaliação no SUS, superando os mecanismos tradicionais, centrados no faturamento de serviços produzidos, e valorizando os resultados advindos de programações com critérios epidemiológicos e desempenho com qualidade;

e) os vínculos dos serviços com os seus usuários, privilegiando os núcleos familiares e comunitários, criando, assim, condições para uma efetiva participação e controle social. (Brasil, 1996)

A atenção à saúde corresponde a um conjunto de ações para o atendimento das demandas dos usuários do SUS, compreendendo as dimensões da assistência; das intervenções ambientais, em seu sentido mais amplo; e das políticas externas no setor saúde. Esse conjunto de ações é realizado em níveis de atenção à saúde, representados pela promoção, pela proteção e pela recuperação, nos quais deve ser sempre dada prioridade à prevenção (Brasil, 1996).

No entanto, a complexidade das questões relacionadas à saúde exige uma abordagem que incorpore uma variedade de conhecimentos e práticas. A mudança de foco dos serviços de saúde e ações para atender às necessidades individuais e coletivas, ou seja, para o cuidado, implica o estabelecimento de relações acolhedoras, vínculos sólidos e responsabilidades compartilhadas entre os profissionais de saúde e a população, reforçando a importância do trabalho em equipe multidisciplinar. Sob uma perspectiva ética e política, isso significa que a atenção à saúde é construída por meio de uma abordagem diversificada, interdisciplinar e participativa, na qual a intervenção no processo saúde-doença resulta da interação e da participação ativa dos indivíduos envolvidos: tanto os profissionais de saúde quanto os usuários, que contribuem para a formulação e a execução das ações de saúde (Matta; Morosi, 2008).

Já a prevenção quaternária é um conceito (e prática) contemporâneo, que significa a ação de identificar indivíduos em risco de medicalização excessiva e protegê-los de novas intervenções desnecessárias, com vistas a evitar danos iatrogênicos (alterações relacionadas a tratamento médico ou uso de serviços de saúde) e propor medidas eticamente aceitáveis (Jamoulle, 2015). Norman e Tesser (2009) ressaltam três situações comuns do cuidado biomédico geradoras de grandes iatrogenias: excesso de rastreamento, de solicitação de exames complementares e de medicalização de fatores de risco.

Proposto por Jamoulle, médico de família e comunidade, no ano de 1995, "o conceito de prevenção quaternária buscou sintetizar de forma operacional, e inicialmente na linguagem médica, vários critérios e propostas para o manejo do excesso de intervenção e medicalização, tanto diagnóstica quanto terapêutica" (Norman; Tesser, 2009, p. 2013). Tal proposta foi oficializada em 2003 (Bentzen, 2003, Jamoulle, 2015), ao passo que incide sobre toda a prática clínica e sanitária, inclusive sobre os outros tipos de prevenção.

Norman e Tesser (2009, p. 2013) apontam que

> A conceituação de prevenção quaternária foi proposta no contexto clássico dos três níveis de prevenção de Leavel & Clark, que classificava a prevenção em primária, secundária e terciária. Jamoule propôs a prevenção quaternária como um quarto e último tipo de prevenção, não relacionada ao risco de doenças e sim ao risco de adoecimento iatrogênico, ao excessivo intervencionismo diagnóstico e terapêutico e a medicalização desnecessária. Similarmente, para Gérvas, é prevenção quaternária a ação que atenua ou evita as consequências do intervencionismo médico excessivo que implica atividades médicas desnecessárias.

Portanto, a prevenção quaternária corresponde à necessária autocontenção do excesso de intervenção e medicalização, hoje também notoriamente conhecidos como riscos significativos para a saúde (Norman; Tesser, 2009).

A Figura 1.2 ilustra os três tipos clássicos de prevenção e a prevenção quaternária, sob a ótica de dois eixos estruturantes: a experiência do usuário (paciente) e a perspectiva do profissional (médico).

Figura 1.2 – Tipos de ações preventivas

	Médico	
	Sem doeça	Com doença
Sente-se bem	**Prevenção Primária** Ação para evitar ou remover a causa de um problema de saúde em um indivíduo ou população antes do seu surgimento Ex.: imunização	**Prevenção Secundária** Ação para detectar em estágio inicial um problema de saúde em um indivíduo ou população e, assim, facilitar sua cura ou reduzir ou prevenir sua disseminação ou efeito em longo prazo. Ex.: rastreamento
Sente-se mal	**Prevenção Quaternária (P4)** Ação para identificar um paciente ou população que está sob risco de sobremedicalização, protegendo-os de intervenções médicas invasivas e oferecendo procedimentos eticamente aceitáveis	**Prevenção Terciária** Ação para reduzir os efeitos crônicos de um problema de saúde em um indivíduo ou população ao minimizar os prejuízos funcionais consequentes de um problema de saúde agudo ou crônico, incluindo reabilitação. Ex.: prevenir complicações do diabetes

Paciente

Fonte: Tesser, 2017, p. 3.

A prevenção quaternária provoca uma avaliação reflexiva e crítica por parte de médicos, sanitaristas e outros profissionais de saúde, bem como pelos gestores dos sistemas de saúde. Isso se manifesta de maneira prática, incluindo a análise dos próprios limites técnicos e éticos, juntamente com o reconhecimento das influências que afetam as decisões e as ações preventivas (Tesser, 2017).

O conceito foi proposto e vem sendo desenvolvido por um segmento da categoria médica. Isso é compreensível, já que esta [categoria] se sobressai dentre as demais quanto ao seu poder de intervenção sobre os usuários e, assim, consequentemente, quanto ao poder de causar danos [...]. Discutiremos a prevenção quaternária conforme vem sendo trabalhada pelos médicos, enfatizando desde já a propriedade e a extensão do conceito, com as devidas adaptações, aos outros profissionais de saúde, inclusive pela necessidade incontornável e saudável de trabalho interdisciplinar na Estratégia Saúde da Família, que, de forma inovadora na atenção primária brasileira, permite e facilita o descentramento do cuidado da intervenção médica (sabidamente medicalizante) por intermédio do trabalho em equipe. (Norman; Tesser, 2009, p. 2013)

Tesser (2017) destaca ainda que a prevenção quaternária acarreta uma reflexão-crítica acerca da prática profissional e gerencial por parte de médicos, sanitaristas, demais profissionais e gestores dos sistemas de saúde, incluindo questionamentos a respeito de seus limites técnicos e éticos e o reconhecimento das influências no processo de tomada de decisões e condutas de prevenção. Assim, tem enfoque no desenvolvimento de boas práticas, diante das influências culturais, técnicas e institucionais por vezes danosas à saúde individual e coletiva. Distintamente das prevenções primária, secundária e terciária, o foco da prevenção quaternária se estabelece na atuação dos profissionais e na função dos sistemas de saúde, em especial os profissionais da APS, sendo esse nível de atenção o berço de tal prevenção (Norman; Tesser, 2009).

Apesar de não haver novidade conceitual quanto à prevenção quaternária, seu enfoque nas práticas é relevante e inovador, uma vez que, segundo Tesser (2017, p. 3),

> poderia ser definida como ações e desdobramentos práticos ou técnicos da resistência ética, atitudinal, epistemológica e política aos excessos de iatrogenia, preventivismo e medicalização nas práticas profissionais e institucionais. Por ser mais sintética e nativa da APS, a expressão P4 [prevenção quaternária] facilita a comunicação com os profissionais e gestores, comunga do apelo emocional da prevenção em geral e introduz a crítica na discussão técnica preventiva.

Para saber mais

Assista à webpalestra *Prevenção quaternária*, ministrada pelo professor Diego José Brandão – docente e coordenador da Residência de Medicina de Família e Comunidade da Universidade Vila Velha (UVV), sob o recurso do Telessaúde do Espírito Santo.

WEBPALESTRA: Prevenção quaternária – Telessaúde ES 29/09/2026. Disponível em: <https://www.youtube.com/watch?v=SG5i2PdaWbo&ab_channel=Telessa%C3%BAdeES>. Acesso em: 13 jul. 2023.

1.4 Redes de Atenção à Saúde

Pesquisadores, gestores, autoridades sanitárias e profissionais têm sido levados a propor novas estratégias de organização dos sistemas de saúde, entre elas, as RAS. Isso é resultado do juízo de valor acerca da fragmentação dos sistemas de saúde em todo o mundo, da transição demográfica e epidemiológica experienciada na maior parte dos sistemas de saúde e da diversidade das condições e necessidades de saúde no Brasil (Brasil, 2014b).

A precursora e mais conhecida proposta de organização integrada dos sistemas de saúde foi formulada pelo médico Bertrand Dawson, no Reino Unido, em 1920. O Relatório Dawson foi o marco da ideia de APS como forma de organização dos sistemas nacionais de saúde, no qual se propôs a reestruturação do modelo de atenção à saúde na Inglaterra em serviços organizados, segundo os níveis de complexidade e os custos do tratamento (Portela, 2017). O médico inglês já previa a necessidade de um sistema de saúde organizado, baseado na regionalização e na hierarquização da atenção por meio de uma robusta APS (Brasil, 2014b).

A seguir, a Figura 1.3 representa a proposta de organização do sistema de saúde inglês, com o estabelecimento de funções e fluxos entre centros de saúde primários e secundários, serviços domiciliares e suplementares e hospitais universitários.

Figura 1.3 – Esquema de organização de serviços de saúde apresentado no Relatório Dawson

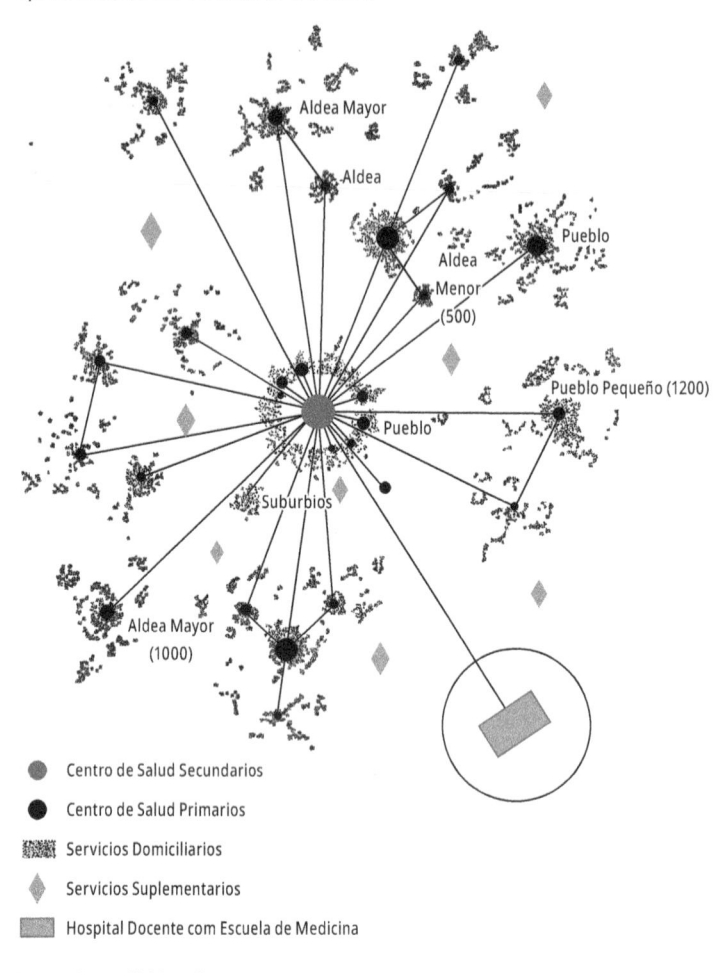

- ● Centro de Salud Secundarios
- ● Centro de Salud Primarios
- ▒ Servicios Domiciliarios
- ◆ Servicios Suplementarios
- ▭ Hospital Docente com Escuela de Medicina

Fonte: Opas, 1964, p. 5.

Diversas são as publicações científicas da atualidade que debatem as RAS com base em modelos de atenção à saúde, a partir do Relatório Dawson. Existe convergência em todas elas na seguinte demanda: "de reconhecer e cuidar das necessidades sociais de saúde das populações, enfocando a integralidade e a gestão dos recursos disponíveis para a melhoria da qualidade da atenção à saúde" (Brasil, 2014b).

É importante relembrar que a proposição de atenção à saúde organizada em redes foi impulsionada a partir da contrução de um novo paradigma para pensar e produzir saúde, orientado pelos princípios do SUS. Tal paradigma concebeu "novos" modelos de atenção à saúde, os quais propõem, de maneira singular, relações entre os componentes das RAS e as intervenções sanitárias, em função da visão prevalente de saúde, das situações demográficas e epidemiológicas e dos determinantes sociais de saúde, decorrentes em determinado tempo e lugar/sociedade (Mendes, 2012).

As RAS são organizações poliárquicas de conjuntos de serviços de saúde, vinculados entre si por uma missão única, por finalidades comuns e por uma ação cooperativa e interdependente, que permitem ofertar uma atenção contínua e integral a determinada população, coordenada pela APS – prestada no tempo certo, no lugar certo, com o custo certo, com a qualidade certa e de forma humanizada – e com responsabilidades sanitárias e econômicas por essa população (Mendes, 2010).

Nas RAS, a concepção de hierarquia é substituída pela de poliarquia, e o sistema se organiza sob a forma de uma rede horizontal de atenção à saúde. Assim, nelas não existe uma estrutura operacional (Figura 1.4), ou seja, uma hierarquia entre os diferentes pontos de atenção à saúde, mas as conformação de uma rede horizontal de pontos de atenção à saúde de distintas densidades tecnológicas e seus sistemas de apoio, sem ordem e sem grau de importância entre eles (Mendes, 2011).

Figura 1.4 – Estrutura operacional de uma RAS

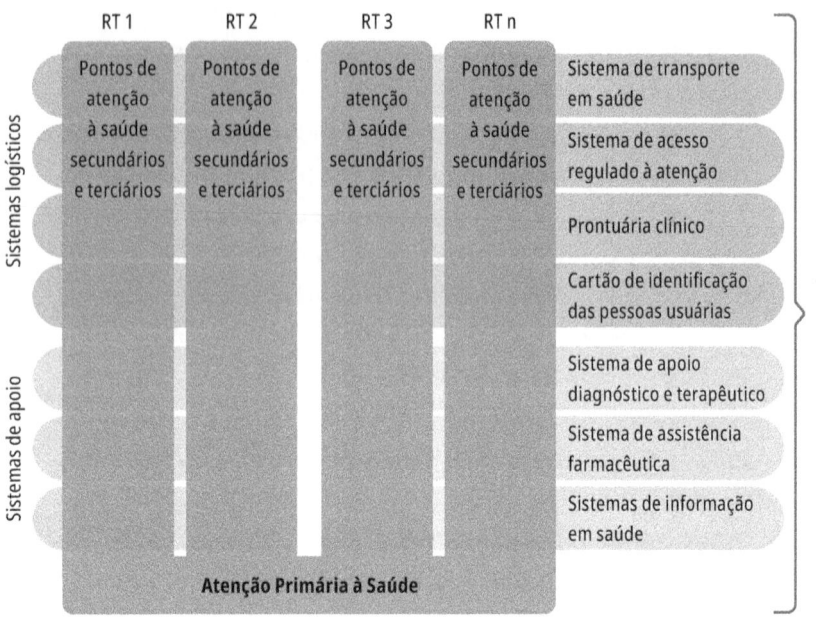

	RT 1	RT 2	RT 3	RT n		
Sistemas logísticos	Pontos de atenção à saúde secundários e terciários	Pontos de atenção à saúde secundários e terciários	Pontos de atenção à saúde secundários e terciários	Pontos de atenção à saúde secundários e terciários	Sistema de transporte em saúde	Governança da RAS
					Sistema de acesso regulado à atenção	
					Prontuária clínico	
					Cartão de identificação das pessoas usuárias	
Sistemas de apoio					Sistema de apoio diagnóstico e terapêutico	
					Sistema de assistência farmacêutica	
					Sistemas de informação em saúde	
	Atenção Primária à Saúde					

Fonte: Mendes, 2011, p. 86.

Todos os pontos de atenção à saúde são igualmente importantes para que se cumpram os objetivos das RAS; diferenciam-se somente pelas diferentes densidades tecnológicas que os caracterizam. Entretanto, as RAS apresentam uma singularidade: seu centro de comunicação situa-se na APS (Mendes, 2011).

Tal lógica reafirma o papel da APS: 1) ser a principal porta de entrada do usuário no sistema de saúde; 2) ser responsável por coordenar o caminhar dos usuários pelos outros pontos de atenção da rede, quando suas necessidades de saúde não puderem ser atendidas apenas por ações e serviços da APS; 3) manter o vínculo com esses usuários, dando continuidade à atenção (ações de promoção da saúde, prevenção de agravos, entre outros), mesmo que estejam sendo cuidados também em outros pontos de atenção da rede. Segundo a Portaria n. 4.279, de 30 de dezembro de 2010 (Brasil, 2010a), essa posição estratégica da APS no fluxo da atenção à saúde do usuário tem por objetivo potencializar a garantia da integralidade, da continuidade, da eficiência e da eficácia do sistema de saúde.

Destarte, um dos maiores problemas do SUS é o paradoxo entre a situação de tripla carga de doença, com predomínio relativo das condições crônicas, e o sistema de atenção à saúde adotado, o qual é fragmentado, especializado, episódico, reativo e voltado prioritariamente para as condições e os eventos agudos (Mendes, 2011, 2012; Oliveira, 2016).

Mendes (2011) e Oliveira (2016) apontam ainda que essa situação epidemiológica no Brasil se caracteriza por atributos peculiares: a) a superposição de etapas, a persistência concomitante das doenças infecciosas e carenciais e das condições crônicas; b) as contratransições, movimentos de ressurgimento de doenças que se acreditava estarem superadas, como dengue e febre amarela; c) a transição prolongada, a falta de resolução da transição num sentido definitivo; d) a polarização epidemiológica, representada pela agudização das desigualdades sociais em matéria de saúde; e) o surgimento das novas doenças ou enfermidades emergentes.

A necessidade de mudança dos sistemas de atenção à saúde para que possam responder com efetividade, eficiência e segurança às situações de saúde dominadas pelas condições crônicas levou ao desenvolvimento dos modelos de atenção à saúde. Por isso, eles têm sido dirigidos, principalmente, às **condições crônicas**. Porém, podem-se considerar, também, modelos de atenção às **condições agudas** (Mendes, 2011). Esses modelos variam em função da natureza singular dessas condições de saúde, como apresentado no Quadro 1.2, a seguir.

Quadro 1.2 – Abordagem às condições agudas e crônicas e os respectivos modelos de atenção

Condições agudas	Modelo de atenção às condições agudas
São condições de saúde de curso curto, que se manifestam de forma pouco previsível e que podem ser controladas de modo reativo e episódico, mas integrado, e exigindo um tempo de resposta oportuno do sistema de atenção à saúde. Correspondem às doenças transmissíveis de curso curto, como a influenza, as doenças inflamatórias e infecciosas, como apendicites e amigdalites, os traumas e as condições gerais e inespecíficas que se manifestam de forma aguda, como febre, dor generalizada e dor torácica.	O objetivo é identificar, no menor tempo possível, com base em sinais de alerta, a gravidade de uma pessoa em situação de urgência ou emergência e definir o ponto de atenção adequado para aquela situação, considerando-se, como variável crítica, o tempo de atenção requerido pelo risco classificado. Implica a adoção de um modelo de triagem de risco nas redes de atenção às urgências e às emergências. O enfrentamento da organização do sistema de atenção à saúde, para responder às necessidades colocadas pelas condições agudas e pelos eventos agudos das condições crônicas, implica, na perspectiva das RAS, a construção de uma linguagem que permeie todo o sistema, estabelecendo o melhor local para a resposta a uma determinada situação.

(continua)

(Quadro 1.2 – conclusão

Condições crônicas	Modelo de atenção às condições crônicas
São aquelas condições de saúde de curso mais ou menos longo ou permanente que exigem respostas e ações contínuas, proativas e integradas do sistema de atenção à saúde, dos profissionais de saúde e das pessoas usuárias para o seu controle efetivo, eficiente e com qualidade. Condições crônicas, portanto, não são o mesmo que doenças crônicas não transmissíveis. Todas as doenças crônicas são condições crônicas; contudo, há outras condições crônicas, como: os fatores de risco individuais biopsicológicos; as doenças transmissíveis de curso longo como HIV/AIDS, hanseníase e certas hepatites virais; as condições maternas e perinatais; a manutenção da saúde por ciclos de vida, como puericultura, hebicultura e senicultura; as enfermidades (*illnesses*), os distúrbios mentais de longo prazo e as deficiências físicas e estruturais contínuas, como amputações e deficiências motoras persistentes.	Compõe-se de seis elementos, subdivididos em dois grandes campos: o sistema de atenção à saúde e a comunidade. No sistema de atenção à saúde, as mudanças devem ser feitas: 1) na organização da atenção à saúde; 2) no desenho do sistema de prestação de serviços; 3) no suporte às decisões; 4) nos sistemas de informação clínica; 5) no autocuidado apoiado. Na comunidade, as mudanças estão centradas na articulação dos serviços de saúde com: 6) os recursos da comunidade. Esses seis elementos apresentam inter-relações que permitem desenvolver pessoas usuárias informadas e ativas e uma equipe de saúde preparada e proativa para produzir melhores resultados sanitários e funcionais para a população.

Fonte: Elaborado com base em Mendes, 2011, 2018; Oliveira, 2016.

Diante disso, a implantação das RAS no país foi realizada na forma de redes temáticas, priorizando algumas linhas de cuidado, uma vez que sua concepção acolhe e redefine os novos modelos de atenção à saúde que estão sendo experimentados e que têm se mostrado efetivos e eficientes para a integralidade do cuidado à saúde (Brasil, 2015a). As redes temáticas de atenção à saúde são

- **Rede de Atenção à Saúde Materna e Infantil – Rede Cegonha**: visa assegurar um fluxo eficiente para o atendimento no âmbito do planejamento sexual e reprodutivo, pré-natal, parto e nascimento, puerpério e primeira infância, com o intuito de aprimorar a qualidade da assistência e combater a mortalidade materna, infantil e fetal (Brasil, 2020). Instituída pela Portaria n. 1.459, de 24 de junho de 2011 (Brasil, 2011a).
- **Rede de Atenção às Urgências e Emergências (RUE)**: "Tem a finalidade de ampliar e qualificar o acesso humanizado e integral aos usuários em situação de urgência e emergência de forma ágil e oportuna. A Rede está organizada em dois componentes: o pré-hospitalar (móvel e fixo) e o hospitalar" (Brasil, 2020). Instituída pela Portaria n. 1.600, de 7 de julho de 2011 (Brasil, 2011b).
- **Rede de Atenção à Saúde das Pessoas com Doenças Crônicas**: "Pensada a partir de diferentes tecnologias, estruturadas em serviços territorializados, construídos da seguinte forma: Serviços Assistenciais em Oncologia, Linha de Cuidado de Sobrepeso e Obesidade" (Brasil, 2020). Instituída pela Portaria n. 483, de 1º de abril de 2014 (Brasil, 2014a).
- **Rede de Cuidados à Pessoa com Deficiência**: busca proporcionar atenção integral à saúde dessa população, desde a APS até a reabilitação, incluindo o fornecimento de órteses, próteses e meios auxiliares de locomoção, quando necessário. O objetivo é proteger a saúde e reabilitar as pessoas com deficiência em relação a suas capacidades funcionais (física, auditiva, intelectual e visual) (Brasil, 2020). Instituída pela Portaria n. 793, de 24 de abril de 2012 (Brasil, 2012).

- **Rede de Atenção Psicossocial** (RAPS): "tem o objetivo de acolher e acompanhar as pessoas com sofrimento ou transtorno mental e com necessidades decorrentes do uso de álcool e outras drogas no âmbito do SUS" (Brasil, 2020). Instituída pela Portaria n. 3.088, de 23 de dezembro de 2011 (Brasil, 2011c).

Na contemporaneidade, um dos grandes desafios dos sistemas de saúde do Brasil refere-se à busca de modelos de atenção à saúde que estejam organizados para assegurar a integralidade e as necessidades ampliadas de saúde, em sintonia com os princípios do SUS, sob a lógica de rede, e que superem o modelo hegemônico biomédico (Fertonani et al., 2015).

> Os movimentos de definição de um ou outro modelo caminham ora no sentido de conservação do modelo tradicional, ora no sentido de um novo modelo, ora na convivência conflitiva ou complementar entre eles. Destacam-se, neste processo, os movimentos do cotidiano do trabalho em saúde, com as relações entre pessoas, o envolvimento e corresponsabilização (dos gestores, profissionais de saúde e dos usuários) na atenção à saúde, bem como o vínculo, acolhimento e humanização das práticas assistenciais. (Fertonani et al., 2015, p. 1875)

Para saber mais

Assista à palestra *A crise contemporânea dos modelos de atenção à saúde: contextualização do tema*, ministrada por Eugênio Vilaça Mendes, realizada no terceiro evento do Conass Debate, que discutiu o predomínio das condições crônicas e a necessidade de modernização dos sistemas de saúde, no Brasil e no mundo.

> CONASS Debate III – Eugênio Vilaça Mendes: contextualização do tema. Brasília, 13 maio 2014. Disponível em: <https://www.youtube.com/watch?v=e8SCKmKcpC8>. Acesso em: 13 jul. 2023.

1.5 O modelo hegemônico e a prevenção quaternária

É possível identificar avanços na implementação de modelos de atenção à saúde voltados à integralidade do cuidado, à garantia do acesso, regionalização e descentralização dos serviços de saúde, às ações humanizadas e resolutivas de saúde e às necessidades de saúde locais e regionais da população (Gil; Maeda, 2013).

> Identificam-se avanços positivos na consolidação da ESF, principalmente com relação a ampliação do acesso, dos cuidados domiciliares, da atenção à saúde da mulher e da criança, especialmente no pré-natal de baixo risco e puericultura e no cuidado especial com idosos e com as doenças crônicas. Contudo, identifica-se, também, a significativa influência do modelo hegemônico nas práticas assistenciais e que apesar de existirem propostas e políticas estruturantes de um modelo que rompa com o paradigma biomédico, as dificuldades para sua implementação são significativas. (Fertonani et al., 2015, p. 1876)

Para fins didáticos, o Quadro 1.3 apresenta as características do modelo biomédico (hegemônico) e do modelo da ESF na APS (novo), a fim de ampliar a compreensão dos aspectos do modelo hegemônico de atenção à saúde e sua interface com a prevenção quaternária.

Quadro 1.3 – Características do modelo biomédico e do modelo da ESF na APS

	Modelo Biomédico	Saúde na Família
Características	Hegemônico nos serviços de saúde. Organização das práticas de saúde com foco nas queixas dos indivíduos que procuram os serviços na identificação de sinais e sintomas e no tratamento das doenças. A promoção da saúde não é prioridade.	Surge em 1994 e passa a constituir-se em estratégia privilegiada para superação dos problemas decorrentes do modelo biomédico e efetivação dos princípios do SUS. Desenha um "novo modelo assistencial e saúde", inspirado na Atenção Primária à Saúde (APS) ampliando a abordagem aos problemas de saúde. Articula ações de promoção da saúde, prevenção e tratamento de doenças, e reabilitação.
	Prioriza a assistência individual, com ênfase na especialização e no uso de tecnologias do tipo material. Organiza a assistência a partir da demanda espontânea.	Propõe a atenção à saúde com foco na família, grupos e comunidades. O indivíduo é entendido com um ser histórico e social, que faz parte de uma família e de determinada cultura. Considera os determinantes de saúde – doença para o planejamento em saúde e propõe promoção da autonomia e da qualidade de vida.
	O trabalho é desenvolvido de forma fragmentada, com predomínio de práticas hierarquizadas e de desigualdade entre as diferentes categorias profissionais.	Prevê o trabalho em equipe multiprofissional que deve atuar na perspectiva interdisciplinar.
	Apresenta dificuldade na implantação da integralidade, tanto no entendimento da multidimensionalidade do ser humano quanto na integração entre níveis de atenção. Falta de comunicação e integração entre os serviços que compõem as redes.	Resgata o conceito de integralidade, indicando a atenção básica como porta privilegiada de acesso, articulada aos demais níveis de atenção. Prevê a construção de uma rede integrada de serviços de saúde que atenda o conjunto das necessidades de assistência de indivíduos e populações. A relação entre os níveis de complexidade inclui referência e contrarreferência.

(continua)

(Quadro 1.3 – conclusão)

	Modelo Biomédico	Saúde na Família
Características	Formação profissional e produção de conhecimento fundamentado no modelo flexneriano de 1910. Profissionais de saúde formados por currículos que pouco valorizam o SUS e o modelo da Saúde da Família.	Reconhece a importância de formar recursos humanos para o SUS.
	O planejamento em saúde é pouco utilizado como ferramenta de gestão e temas como vínculo e acolhimento não são priorizados.	Assume como um dos eixos centrais das práticas, a construção de relações acolhedoras e de vínculo de compromisso e de corresponsabilidade, entre os profissionais de saúde, gestores e população.

Fonte: Fertonani et al., 2015, p. 1874.

A prevenção quaternária apresenta uma interface com o modelo saúde na família e contrapõe-se significativamente às práticas do modelo biomédico. Tal colocação torna-se evidente quando Norman e Tesser (2009, p. 2019) discutem as "três situações comuns do cuidado biomédico geradoras de grande iatrogenia: excesso de rastreamento; de solicitação de exames complementares e de medicalização de fatores de risco", sob a influência avassaladora da prática médica especializada e da formação hospitalocêntrica.

Na maioria das vezes, as intervenções clínicas e medicamentosas são apoiadas pelas falsas promessas de longevidade, ao passo que são negados o direito e a capacidade do usuário em lidar com as adversidades voltadas a sua saúde (Illich, 1975). A necessidade de um diagnóstico clínico faz com que os indivíduos busquem, de forma contínua e dispensável, os serviços de saúde, o que acarreta consumo de tecnologias biomédicas e, eventualmente, modifica fatores de risco em doença (Schopf et al., 2022). Para os profissionais de saúde, a exigência da sociedade para que se chegue a um diagnóstico causa sobrediagnósticos (diagnósticos excessivos de doenças ou lesões) e sobretratamentos (tratamentos excessivos de doenças ou lesões) que, muitas vezes, não trazem benefícios ao usuário e, ainda, podem desencadear danos em curto, médio ou longo prazo (Coll-Benejam et al., 2018).

Os excessos de exames e diagnósticos relacionados à produção de saúde explicitam paradigmas conflitantes, em que a tomada de decisão dos profissionais pode pecar pelo excesso em detrimento da falta. Esse tipo de atitude profissional, fundamentado no modelo biomédico e permeado pelo medo e pela incerteza, deixa os profissionais de saúde desconfortáveis em relação à prevenção quaternária (Schopf et al., 2022). Ademais, as pessoas buscam melhorar a qualidade de vida por meio de intervenções em sua saúde, pelo fato de acreditarem que estas têm potencial de trazer soluções para suas adversidades, o que favorece as indústrias da saúde, o consumismo e as intervenções desnecessárias (Athena, 2019).

Dessa forma, o debate acerca da prevenção quaternária não deve ser exclusivo da área médica, requerendo a inclusão dos demais profissionais de saúde, principalmente dos prescritores. Como já referido, a APS é considerada o berço da prevenção quaternária, haja vista ser o nível de atenção mais adequado para o desenvolvimento desta, uma vez que preconiza a escuta qualificada, o vínculo e a adaptação individualizada e humanizada dos atendimentos em saúde (Schopf et al., 2022). Somado ao exposto, a prevenção quaternária vai ao encontro dos princípios preconizados pela ESF, ao incentivar a interprofissionalidade (Gross et al., 2016). Essa organização do trabalho em equipe, por meio do trabalho colaborativo de equipes de Saúde da Família (eSF), equipes de Saúde Bucal (eSB) e Núcleos Ampliados de Saúde da

Família e Atenção Básica (Nasf-AB), possibilita prevenir possíveis iatrogenias, causadas pelo excesso de intervenções clínicas, como rastreamentos e sobremedicalização (Schopf et al., 2022).

A prevenção quaternária envolve a responsabilidade do profissional de saúde em identificar pacientes/usuários que estejam em risco de práticas intervencionistas desnecessárias, as quais podem causar mais danos do que benefícios à saúde, zelando por esses indivíduos (Martins et al., 2018). Para tanto, os princípios éticos e morais de proteção aos pacientes/usuários têm de prevalecer diante do risco de agravos causados pelos excessos, especialmente quando se trata de pessoas saudáveis (Schopf et al., 2022).

Norman e Tesser (2009, p. 2019) defendem que

> O desenvolvimento e o ensino em larga escala da prevenção quaternária podem e devem se tornar um verdadeiro *front* estratégico da educação permanente no SUS e na formação dos profissionais de saúde, para que práticas de excelência em Atenção Primária à Saúde possam ser desenvolvidas e consolidadas na Estratégia Saúde Família, que diminuam a medicalização e a iatrogenia do cuidado, ainda relativamente pouco percebidas no Brasil.

Schopf et al. (2022) corroboram o exposto, visto que apontam para a necessidade de que os profissionais das equipes de saúde, para além dos médicos, incorporem a prevenção quaternária em suas práticas. Para tanto, a enfermagem, como prestadora do cuidado, junto com a equipe multiprofissional, deve incorporar os princípios da prevenção quaternária em suas práticas. Os autores também reforçam que isso pode se iniciar ainda durante a formação profissional, de forma que se invista na educação interprofissional, aliada aos processos de educação permanente, assim como na avaliação das práticas e modelos de atenção à saúde.

Por fim, é possível inferir que a prevenção quaternária representa na APS uma potencialidade no sentido de reverter um modelo hegemônico de compreensão dos usuários e, mesmo, de alguns profissionais em relação às formas de cuidar e atender os indivíduos e famílias. Ao voltar-se ao cuidado mais integral, aposta-se na redução da sobremedicalização, dos sobrediagnósticos e dos sobretratamentos, que podem desencadear danos à saúde dos indivíduos e da população (Schopf et al., 2022)

Para saber mais

Convidamos você a assistir a um debate sobre a atuação multiprofissional sob a perspectiva da prevenção quaternária. Esse debate explora a importância de proteger os pacientes contra intervenções excessivas, como a medicalização e os rastreamentos, que podem resultar em sobrediagnóstico e sobretratamento, potencialmente causando danos.

O diálogo conta com a participação do Prof. Dr. Charles Dalcanale Tesser, da Universidade Federal de Santa Catarina (UFSC), e de Aline Lemes de Souza e Karina Schopf, ex-alunas do Mestrado Profissional em Enfermagem na APS da Universidade do Estado de Santa Catarina (Udesc). A mediação está a cargo da Prof. Dra. Daniela Savi Geremia, da Universidade Federal da Fronteira Sul (UFFS).

ATUAÇÃO Multiprofissional à luz da Prevenção Quaternária. **Udesc Oeste**, 9 set. 2021. Disponível em: <https://www.youtube.com/watch?v=zuRr3WXS5uE&ab_channel=UDESCOeste>. Acesso em: 13 jul. 2023.

Síntese

Neste capítulo, caracterizamos os diferentes conceitos de modelos de atenção à saúde. Reconhecemos os contextos e as transformações de tais modelos, tendo como base a Reforma Sanitária, e examinamos os conceitos de atenção à saúde e prevenção quaternária. Além disso, descrevemos as RAS no cenário brasileiro sob a perspectiva da integralidade do cuidado à saúde. Por fim, verificamos aspectos do modelo hegemônico de atenção à saúde e sua interface com a prevenção quaternária.

Questões para revisão

1. Modelos de atenção à saúde emergem da maneira como são organizadas, em determinada sociedade, ações de atenção à saúde, incluindo os aspectos tecnológicos e assistenciais. Diante do exposto, acerca da definição conceitual desses modelos, assinale a alternativa correta:

   a) São uma forma de organização e articulação entre recursos específicos, sendo eles os humanos e os financeiros, disponíveis para solucionar os problemas de saúde de uma coletividade.

   b) São sistemas lógicos que organizam o funcionamento da APS, articulando de maneira singular as relações entre os componentes desse nível de atenção e as intervenções sanitárias, determinados em função da visão prevalente de saúde, das situações demográficas e epidemiológicas e dos determinantes sociais de saúde, decorrentes em determinado tempo e lugar/sociedade.

c) São uma forma de organização e articulação entre os diversos recursos físicos, tecnológicos, humanos e financeiros disponíveis para solucionar os problemas de saúde de uma coletividade.

d) São sistemas lógicos que organizam o funcionamento da ESF, articulando de maneira singular as relações entre os componentes desse nível de atenção e as intervenções sanitárias, determinados em função da visão prevalente de saúde, das situações demográficas e epidemiológicas e dos determinantes sociais de saúde, decorrentes em determinado tempo e lugar/sociedade.

e) São uma forma de organização e articulação entre recursos específicos, sendo eles os físicos e os tecnológicos, disponíveis para solucionar os problemas de saúde de uma coletividade.

2. Quanto aos modelos biomédico e da APS, considerando as características organizacionais e das práticas de atenção à saúde, analise as afirmativas a seguir e classifique-as em verdadeiras (V) ou falsas (F):

( ) O modelo da APS tem como característica organizacional o acesso à população definida.

( ) O modelo biomédico tem enfoque no processo saúde--doença na perspectiva anatomoclínica.

( ) O controle social é incipiente no modelo da APS.

( ) A proteção social é universal no modelo biomédico.

( ) No modelo da APS, as ações são individuais e coletivas, centradas no usuário/família/comunidade.

( ) No modelo biomédico, o financiamento público ocorre com repasse e autonomia municipal.

Agora, assinale a alternativa que corresponde à sequência obtida:

a) F, V, F, F, V, F.
b) F, F, F, V, V, V.
c) V, V, F, F, V, F.
d) V, F, F, F, V, V.
e) V, F, F, V, V, V.

3. A prevenção quaternária é um conceito (e prática) recente, que significa:
   a) ação para identificar um paciente ou população que está sob risco de submedicalização, protegendo-os de intervenções minimamente invasivas e oferecendo procedimentos eticamente aceitáveis.
   b) ação para identificar um paciente ou população que está sob risco de sobremedicalização, protegendo-os de intervenções invasivas e oferecendo procedimentos eticamente aceitáveis.
   c) ação para identificar um paciente ou população que está sob risco de submedicalização, protegendo-os de intervenções invasivas e oferecendo procedimentos em larga escala.
   d) ação para identificar um paciente ou população que está sob risco de sobremedicalização, protegendo-os de intervenções invasivas e oferecendo procedimentos em larga escala.
   e) ação para identificar um paciente ou população que está sob risco de submedicalização, protegendo-os de intervenções minimamente invasivas e oferecendo procedimentos em larga escala.

4. A relação entre modelos de atenção à saúde e prevenção quaternária é complexa. Alguns modelos priorizam a prevenção quaternária, enquanto outros podem enfatizar mais a intervenção médica. De que forma os atuais modelos de atenção à saúde podem promover a prevenção quaternária de maneira eficaz?

5. Dê um exemplo de como um modelo de atenção à saúde baseado na prevenção quaternária pode beneficiar os pacientes e o sistema de saúde como um todo.

Questões para reflexão

1. A Reforma Sanitária e a instituição do SUS foram divisores de águas, quando se fala em mudança de modelo de atenção à saúde hegemônico para "novos" modelos de atenção à saúde. Reflita sobre o exposto e depois aponte quais foram as contribuições da Reforma Sanitária e do SUS na implementação desses "novos" dos modelos de atenção à saúde no Brasil.

2. A prevenção quaternária envolve a responsabilidade do profissional de saúde em identificar pacientes/usuários que estejam em risco de práticas intervencionistas desnecessárias, as quais podem causar mais danos do que benefícios à saúde, zelando por esses indivíduos. Diante do exposto, pense sobre as situações comuns do cuidado biomédico que são geradoras de grande iatrogenia e pontue as ações que seriam importantes para a mudança desse cenário.

Capítulo 2
O cuidado de enfermagem: necessidades como objeto do processo de trabalho

Jéssyca Slompo Freitas

Marlise Lima Brandão

Conteúdos do capítulo:

- Concepções do processo saúde-doença.
- Componentes do processo de trabalho: objeto, agentes e finalidade.
- Objetivos do assistir ou cuidar em enfermagem.
- O processo de trabalho do gerenciar em enfermagem.
- Métodos do processo de trabalho do cuidado de enfermagem.

Após o estudo deste capítulo, você será capaz de:

1. reconhecer necessidades de saúde na centralidade do cuidado de enfermagem;
2. identificar saúde e doença como processo;
3. reconhecer os elementos do processo de trabalho e a forma como se organizam em saúde;
4. identificar a finalidade do cuidado de enfermagem;
5. compreender o âmbito gerencial do processo de trabalho em enfermagem;
6. identificar os métodos do processo de trabalho em enfermagem.

São muitas as concepções sobre saúde e doença (Franco; Passos, 2022). Influenciadas por características próprias de cada período histórico, são compreendidas e enfrentadas de acordo com a forma de existir na sociedade (Silva; Lins; Castro, 2016; Câmara et al., 2012), assim como refletem a conjuntura social, econômica, política e cultural, relacionando-se diretamente ao momento histórico, à classe social, aos valores individuais e às concepções científicas, religiosas e filosóficas (Scliar, 2007).

Nesse contexto, é importante falar sobre necessidades em saúde, que estão intrinsecamente associadas às concepções do processo saúde-doença e são geradas na relações de reprodução social em que os indivíduos estão inseridos (Soares; Campos, 2013). Logo, não são apenas necessidades médicas ou de serviços, doenças ou riscos, e sim vulnerabilidades que os indivíduos expressam por conta de seu modo de vida, inserção social e trabalho (Nakamura et al., 2009), indo além, pois se referem ao que é necessário para ter saúde (Paim, 2006).

Para Egry (2010, p. 73), "os processos específicos de trabalho visam transformar o objeto", haja vista que a enfermagem produz transformação por meio do cuidado das pessoas (Angerami; Correia, 1989), é histórica e socialmente construída, com vistas à intervenção no processo saúde-doença, para a manutenção da integridade humana (Egry, 1996). O cuidado de enfermagem, voltado às necessidades em saúde, deve considerar que o processo saúde-doença manifestado no território em que cada um dos indivíduos está inserido deve ser promovido mediante levantamento realizado com instrumentos próprios que permitam a caracterização dos diferentes perfis epidemiológicos e a possibilidade de intervenção sobre eles, o que implica o monitoramento das condições de trabalho, de vida e de saúde no território (Nakamura et al., 2009; Hino et al., 2009).

> **Para saber mais**
>
> Recomendamos a leitura do livro *Fundamentos de saúde coletiva e cuidado de enfermagem* para a complementação do conteúdo apresentado neste capítulo.
>
> SOARES, C. B.; CAMPOS, C. M. S. (Org.). **Fundamentos de saúde coletiva e cuidado de enfermagem**. Barueri: Manole, 2013.

2.1 Concepções do processo saúde-doença

Para iniciar a discussão e esclarecer melhor o processo saúde-doença, inicialmente é necessário fragmentar os conceitos de saúde e doença, para que seja possível integrá-los e compreendê-los como indissociáveis.

Saúde, segundo a Organização Mundial da Saúde (OMS), "é um estado de completo bem-estar físico, mental e social e não apenas a ausência de doença ou enfermidade" (WHO, 1948, p. 1, tradução nossa). No entanto, a saúde pode ser compreendida como a medida em que um indivíduo ou grupo é capaz de realizar e satisfazer suas necessidades, assim como lidar com o ambiente e mudá-lo, com suas capacidades físicas e recursos pessoais (Porta, 2014), uma espécie de silêncio orgânico, em que há um estado de harmonia e equilíbrio funcional (Franco; Passos, 2022).

Já a doença é uma disfunção fisiológica, biológica e social, tida como um estado subjetivo e psicológico de não se sentir bem, em que os indivíduos apresentam sinais anormais no corpo, que os levam a pedir auxílio, de forma a combatê-la, necessitando de apoio da sociedade e do profissional de saúde, o que a torna permeada pelo conceito leigo, médico e cultural (Porta, 2014; Hegenberg, 1998).

As concepções sobre saúde e doença são muitas (Franco; Passos, 2022). Influenciados por características próprias de cada período histórico, os conceitos sofreram alterações ao longo dos tempos e são compreendidos e enfrentados conforme o ser humano se questiona sobre a origem da vida, as razões para a existência e o que é ter saúde e doença (Silva; Lins; Castro, 2016; Câmara et al., 2012), assim como refletem a conjuntura social, econômica, política e cultural, estando relacionados diretamente ao momento histórico, à classe social, aos valores individuais e às concepções científicas, religiosas e filosóficas (Scliar, 2007).

Desse modo, na sequência, apresentamos as diferentes concepções do processo saúde-doença em cada momento da história.

2.1.1 Concepções da Antiguidade

Nas civilizações da Antiguidade, as concepções de saúde e doença estavam ligadas às concepções mágico-religiosas, uma vez que eram vistas como resposta a um comportamento inadequado, ou seja, a doença era vista como um castigo sobrenatural ou possessão demoníaca (Meneghel, 2015); para recuperar a saúde, era necessário reatar enlaces com as divindades, por meio de rituais estabelecidos pela cultura local (Barros, 2002).

Entre as doenças descritas na história está a lepra, que era uma doença de exclusão e isolamento, tida como símbolo do pecado e infração às normas sociais, normalmente associada a uma causa obscura, à transmissão sexual e/ou à deformidade física, trazendo um significado nojento, feio e pejorativo para a doença (Meneghel, 2015).

Ainda nas civilizações antigas, outra doutrina sobre saúde e doença que predominou foi a da patologia humoral, que norteou a prática médica por aproximadamente dois mil anos (Rezende, 2009) e apontava para uma prática racional da medicina. Hipócrates postulou a existência de quatro fluidos corporais (Scliar, 2007) e a ideia de que a saúde dependeria da exata proporção entre o funcionamento desses quatro humores do corpo humano (sangue, fleuma, bile amarela e bile negra), pelos quais o indivíduo adoece ou tem saúde (Rezende, 2009); sinalizou ainda que a saúde e a doença estariam relacionadas aos locais de moradia, à água consumida e aos ventos (Vianna, 2012). Assim, a concepção desse momento histórico valorizava a prática clínica e a observação da natureza (Barata, 1990).

Nessa crença sobre saúde e doença, admite-se que

> o sangue é armazenado no fígado e levado ao coração, onde se aquece, sendo considerado quente e úmido; a fleuma, que compreende todas as secreções mucosas, provém do cérebro e é fria e úmida por natureza; a bile amarela é secretada pelo fígado e é quente e seca, enquanto a bile negra é produzida no baço e no estômago e é de natureza fria e seca. (Rezende, 2009, p. 51)

Essa concepção tem forte relação com as estruturas quaternárias universais, tais como: Norte, Sul, Leste e Oeste; verão, outono, inverno e primavera; as fases da lua – cheia, minguante, crescente, nova; as fases da vida – infância, juventude, maturidade e velhice; a formação do Universo em quatro elementos – terra, água, fogo e ar, que são qualidades opostas aos pares quente e frio, seco e úmido, conforme podemos observar na Figura 2.1, a seguir.

Figura 2.1 – Quatro elementos

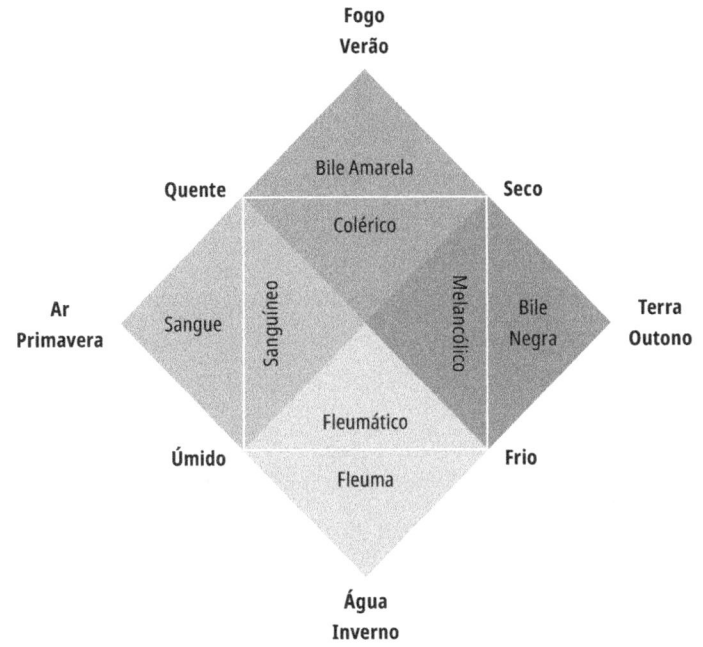

```
                    Fogo
                    Verão

            Bile Amarela
    Quente                    Seco
              Colérico

  Ar                                  Terra
        Sangue  Sanguíneo  Melancólico  Bile
Primavera                          Negra  Outono

              Fleumático
    Úmido                     Frio
              Fleuma

                    Água
                    Inverno
```

Fonte: Rezende, 2009, p. 51.

Segundo a concepção hipocrática, quando uma pessoa está enferma, há uma tendência natural para a cura; a natureza encontra meios de corrigir a desarmonia entre os humores, ou seja, a recuperação do enfermo consiste na eliminação do humor excedente (Rezende, 2009) e está diretamente relacionada aos demais quatro elementos universais. Logo, o corpo apresenta alterações nos humores conforme a estação do ano, isto é, inverno – fleuma: fria e úmida; primavera – sangue: quente e úmido; verão – bile amarela: quente e seca; outono – bile negra: fria e seca (Rodrigues, 2020).

Essa teoria foi revitalizada por Galeno, que ressaltou os quatro temperamentos conforme o predomínio do humor corporal: sanguíneo, fleumático, colérico (bílis amarela) e melancólico (bile negra), transferindo, desse modo, para o comportamento do indivíduo o controle de seu equilíbrio e harmonia, ou seja, a causa da doença era endógena e poderia ser desencadeada por alterações nos hábitos de vida, que provocam o desequilíbrio (Rezende, 2009; Scliar, 2007).

Ainda hoje a concepção de saúde do Oriente faz referência a forças vitais que existem no corpo humano: se funcionam adequadamente, há saúde; caso contrário, há doença (Scliar, 2007).

2.1.2 Concepções da Idade Média

Durante a Idade Média, a medicina apresentou relativo retrocesso, embora tenham se mantido os conhecimentos hipocráticos (Oliveira; Egry, 2000). Sob a influência do cristianismo, a doença volta a ser resultado do pecado ou da possessão demoníaca e a cura estaria relacionada à fé, com o cuidado centrado nas ordens religiosas, que administravam inclusive hospitais, mantendo-se a ideia de não se viver contra a natureza, trazida por Hipócrates. Assim, era preciso evitar o comer e beber em excesso e praticar a contenção sexual e o controle das paixões (Scliar, 2007; Batistella, 2007); a preocupação era a salvação do espírito (Oliveira; Egry, 2000).

Outra interpretação de saúde e doença advém da explicação para a origem das epidemias que assolaram a Idade Média, marcada por inúmeras pestilências. Na teoria dos miasmas, as doenças surgem da emanação do ar de regiões insalutíferas, "os maus ares" (Porta, 2014, p. 217, tradução nossa), que eram responsáveis pela transmissão das doenças, ou seja, as pessoas que respirassem esse ar ficariam doentes (Batistella, 2007; Meneghel, 2015; Porta, 2014).

A teoria miasmática não considerava a existência de agentes etiológicos e, portanto, retardou ações de prevenção e controle de doenças transmissíveis voltadas ao indivíduo. Por outro lado, provocou intervenções coletivas de alto impacto na saúde pública, como a coleta de lixo, o saneamento em regiões produtoras de odores nocivos e gases venenosos, a prática de acender de fogueiras purificadoras, a desinfecção, com perfumes e enxofre, dos indivíduos, das casas, das roupas e de outros objetos; ou o uso de máscaras em forma de cabeça de pássaro, colocando-se no bico substâncias odoríferas (Rouquayrol; Gurgel, 2018; Czeresnia, 1997; Rosen, 1994).

No entanto, algumas atitudes apontavam para a mudança no entendimento do processo saúde-doença, conforme demonstra o trecho a seguir:

> Diante da epidemia de peste, em meio a outras práticas baseadas na compreensão miasmática e no misticismo (como uso de perfumes, fogueiras purificadoras etc.), a retirada das pessoas da convivência e a sua observação até a garantia de que não estivessem doentes apontavam para a preocupação com a natureza contagiosa de algumas doenças. (Batistella, 2007, p. 36)

2.1.3 Concepções do Renascimento

No final da Idade Média e no Renascimento, a Europa foi varrida por grandes pestes, relacionadas às cruzadas cristãs, que colocaram os europeus em contato com outros povos e com doenças desconhecidas, semelhantemente ao ocorrido nas navegações ocorridas no Renascimento (Martins et al., 1997), sendo este um período marcado pelo movimento histórico de ruptura das relações sociais (Balestrin; Barros, 2009).

Nessa época, a doença era tida como um mal externo ao homem, que invade seu organismo até destruí-lo. Foi quando se iniciou o uso de produtos químicos para o tratamento de doenças; provavelmente doses de mercúrio, para uso interno, eram utilizadas para o tratamento da sífilis (Balestrin; Barros, 2009; Martins et al., 1997; Scliar, 2007).

Quando as tentativas de explicar o contágio resultaram na compreensão de pequenas partículas invisíveis (Oliveira; Egry, 2000) e os estudos empíricos originaram a formação das ciências básicas, surgiu a necessidade de descobrir o que causava o contágio (Lourenço et al., 2012; Backes et al., 2009). Com o avançar da ciência, no final do século XIX, registrou-se a Revolução Pasteuriana, quando, por meio de microscópios, se passou a identificar os microrganismos causadores de doença; pela primeira vez, fatores etiológicos desconhecidos foram apontados (Scliar, 2007).

Com o grande aumento da lepra, sabidamente contagiosa, os leprosos passaram a ser banidos da sociedade e precisavam tocar sinos ou matracas quando se aproximavam de outras pessoas, a fim de evitar o contágio (Martins et al., 1997). Assim, esse foi o primeiro isolamento social e/ou quarentena (Rosen, 1994), tendo em vista que a doença se propagava de um corpo para o outro (Czeresnia, 1997), uma vez que os fluidos corporais continham as partículas "venenosas" que influenciavam no contágio das doenças (Martins et al., 1997).

Entretanto, foi durante o Renascimento que se fixou a dicotomia mente/corpo, visto que não cabia ao médico envolver-se com os componentes religiosos e mentais dos pacientes, devendo preocupar-se exclusivamente com o biológico (Balestrin; Barros, 2009). Dessa maneira, o pensamento científico foi pouco a pouco estabelecido, condição que trouxe como discurso que todo e qualquer conhecimento precisava ser provado na prática (Batistella, 2007). Localização, especificidade e intervenção foram os valores introduzidos no entendimento de saúde e doença (Czeresnia, 1997).

2.1.4 Concepções da Era Moderna

Sob a influência da mecânica e de René Descartes, a ciência passa a entender que algo só deve ser aceito como verdade se for identificado como tal, assim como propõe a divisão das partes, em tantas quantas sejam possíveis, até a identificação de sua solução; tudo poderia ser comprovado matematicamente (Barros, 2002).

Com o surgimento da epidemiologia, oriundo do estudo sobre a cólera de John Snow, a saúde passa a ser expressa por números, sejam eles de ordem biológica (sinais vitais), sejam eles de ordem social (indicadores estatísticos) (Scliar, 2007). Em suma, o pensamento moderno tende ao reducionismo, à fragmentação e à objetividade, traduzindo a doença em números demonstráveis e calculáveis (Backes et al., 2009).

Por conta da descoberta da bacteriologia, surgiu o modelo unicausal da doença, segundo o qual haveria somente um agente causador do processo de adoecimento. Os estudiosos dessa vertente eram divididos em contagionistas, aqueles que buscavam a causa verdadeira da doença, e anticontagionistas, que tentavam identificar a especificidade e etiologia da doença, assim como a predisposição do corpo para o acometimento (Batistella, 2007; Czeresnia, 1997).

Com a Revolução Industrial, houve a migração de um grande contingente populacional para as periferias das cidades, promovendo o surgimento de novas epidemias, em razão das precárias condições de moradia (saneamento precário, aglomerados) e trabalho (14 horas ou mais de trabalho em condições insalubres) – observando-se um alto número de casos de alcoolismo, morbidade, mortalidade infantil e materna – e de doenças transmissíveis (Meneghel, 2015).

Algumas situações levaram ao movimento da medicina social, especificamente a teoria das epidemias vistas como manifestações de desajustamento social e cultural. Nessa teoria, seu precursor, Rudolf Virchow, considerava as epidemias problemas de organização social e política (Meneghel, 2015). Nesse momento, a doença era a expressão da precariedade de vida, e o principal objetivo da medicina social era o processo saúde-doença na coletividade (Rouquayrol; Gurgel, 2018), pois abrangia os aspectos econômicos, sociais e culturais (Batistella, 2007).

Com a ascensão do capitalismo após a Segunda Guerra Mundial, a multicausalidade, também denominada *modelo ecológico*, que é embasado na tríade agente-hospedeiro-meio-ambiente, ganha força, tendo como hipótese a interação dos três elementos, o que acaba por obscurecer a teoria virchowiana (Barata, 1990; Batistella, 2007; Rouquayrol; Gurgel, 2018).

Embora a multicausalidade admita as interações entre os agentes causais, esses elementos são colocados em um plano a-histórico, o que torna a interpretação do processo saúde-doença extremamente mecanicista, uma vez que toma os fatores isoladamente (Barata, 1997). Nesse contexto se insere o paradigma da determinação social, "que trabalha as raízes da injustiça e os vínculos desses processos, que são a base do sistema capitalista e de acumulação" (Breilh, 2013a, p. 19, tradução nossa).

A determinação social do processo saúde-doença vem "sendo motivo de reflexão há várias décadas, não somente no saber científico, mas com vínculo nos movimentos e resistências populares em defesa da saúde" (Alames, 2008, p. 4, tradução nossa).

É importante ressaltar que **determinação social** do processo saúde-doença é diferente de **determinantes sociais** em saúde. Em ambos os casos se reconhece que há uma articulação complexa e múltipla entre os processos sociais, os processos biopsíquicos e as coletividades humanas, bem como se entende que esses processos não são mecânicos, únicos e lineares e ocorrem em distintos níveis (Alames, 2008). Contudo, a ideia de determinação social difere em sua construção teórica, uma vez que está alicerçada no que é inerente ao capitalismo, ao poder e divisão do trabalho, às formas de produção e reprodução das classes sociais, gêneros e etnias, que produzem padrões diferentes de saúde-doença, pois leva em conta o processo histórico-social (Alames, 2008; Rocha; David, 2015), considerando a historicidade e a dinamicidade dos fenômenos para intervir nas situações indesejáveis em saúde (Breilh, 2013b).

A noção de determinação social da saúde, como qualquer ideia de ruptura, é a expressão do pensamento crítico que assumiu o movimento da medicina social latino-americana (conhecido como *saúde coletiva*), cujas preocupações mobilizaram grupos para o desenvolvimento de novas ferramentas analíticas como forma de superar o causalismo, na medida em que se refere à produção ou gênese da saúde (Breilh, 2013b). Consolidada como campo de conhecimento, procura reconhecer as reais necessidades de saúde, na busca de explicações para os adoecimentos, e então propor ações radicais para alcançar mudanças no estado de saúde, de maneira a despertar o senso crítico nos cidadãos, para cobrarem providências e estratégias por parte do Estado (Breilh, 1990; Egry, 1996).

Na saúde coletiva, que tem como paradigma a determinação social do processo saúde-doença, a saúde é definida como "um processo construído coletivamente, tanto na forma que adquire em cada sociedade quanto no momento histórico e nas possibilidades de transformá-la" (Iriart et al., 2002, p. 128, tradução nossa).

> Não é possível delimitar a saúde, definir o que ela é e o que não é, e muito menos o sofrimento que caracteriza o adoecer, porque por mais que o conceito científico tenha o potencial explicativo e seja operativo, não é possível que esse conceito represente a realidade, quando não se consegue expressar toda a integridade da questão. (Morelli; Fernandes; Bastos, 2013, p. 8)

Isso nos leva a uma contradição, pois, assim como entendemos que qualquer conceito de saúde não traduz o real, sabemos que ele é necessário para o direcionamento das práticas (Morelli; Fernandes; Bastos, 2013).

É importante ressaltar que os conceitos de saúde e doença não apresentam um padrão cumulativo, linear e crescente de desenvolvimento, uma vez que sofreram rupturas e reorientações resultantes tanto das práticas sociais quanto das novas modalidades de conhecimento (Czeresnia; Maciel; Oviedo, 2013). Para Scorsolini-Tomin e Figueiredo (2018), saúde e doença são conceitos intimamente relacionados aos contextos histórico, geográfico, político, social, econômico e cultural, assim como são definições que se transformam continuamente. Desse modo, é muito difícil definir o que é saúde e estabelecer os limites entre saúde e doença, visto que o indivíduo transita e oscila entre os dois estados durante toda a sua vida (Rojas, 1974). De acordo com

Batistella (2007, p. 25), "a própria ciência médica, ainda que trabalhe diretamente com a saúde e a doença, não consegue dar conta, isoladamente, das definições de saúde e doença".

Partindo-se da historicidade dos conceitos, entende-se o seguinte por *processo saúde-doença*:

> Processo histórico, dinâmico, isto é, determinado pela forma como cada indivíduo se insere no modo de produção dominante na estrutura social a que pertence, conferindo a cada indivíduo peculiares condições materiais de existência [...]. Além disso, tem relação com a capacidade vital, perfil de morbidade e de mortalidade, articulando-se ao processo de desenvolvimento e crescimento do indivíduo. (Egry, 1996, p. 60)

Para Laurell, citado por Rouquayrol e Gurgel (2018, p. 71), o processo saúde-doença "é o modo específico pelo qual ocorre, nos grupos, o processo biológico de desgaste e reprodução, destacando como momentos particulares a presença de um funcionamento biológico diferente, com consequência para o desenvolvimento regular das atividades cotidianas"; adicionalmente, é a expressão das condições da vida humana em dada sociedade, o que se relaciona a diferentes qualidades e competências dos sujeitos para enfrentar desafios, agressões, conflitos, mudanças e de contraditória natureza: biológica, psicológica e social (Jacques; Codo, 2002).

Dessa forma, o processo saúde-doença tampouco pode ser considerado um processo individual e exclusivamente biológico, uma vez que expressa as condições coletivas de vida resultantes das características dos perfis de produção (processo de trabalho) e dos perfis de consumo, que se articulam com as condições favoráveis e desfavoráveis de saúde e sobrevivência (Egry, 1996).

> **Para saber mais**
>
> Recomendamos a leitura do artigo *O conceito de saúde: ponto-cego da epidemiologia?*, a fim de ampliar reflexão e o aprofundamento acerca do conceito de saúde.
>
> ALMEIDA FILHO, N. O conceito de saúde: ponto-cego da epidemiologia? **Revista Brasileira de Epidemiologia**, v. 3, n. 1-3, p. 4-20, dez. 2000. Disponível em: <https://pesquisa.bvsalud.org/portal/resource/pt/lil-300538>. Acesso em: 10 ago. 2023.

> **Questão para reflexão**
>
> 1. Você acredita ser capaz de atingir "um estado de completo bem-estar físico, mental e social" (WHO, 1948, p. 1, tradução nossa)? Para você, em que consiste o completo bem-estar físico, mental e social? Seria igual para outras pessoas?

2.2 Componentes do processo de trabalho: objeto, agentes e finalidade

O processo saúde-doença, assim como o processo de trabalho, é influenciado pelo contexto histórico e social. Nesta seção, veremos primeiramente como se define o processo de trabalho, especificamente em saúde, para melhor entendimento das necessidades em saúde da população.

2.2.1 Definição de *trabalho* e de *processo de trabalho em saúde*

Para auxiliar na compreensão do processo de trabalho em saúde que dialogue com o cuidado de enfermagem, inicialmente nos interessa buscar uma definição de *trabalho* que aborde a relação homem-trabalho como centralidade na construção do indivíduo a partir de suas necessidades. Dessa forma, apesar de existirem distintos significados e sentidos na visão de muitos autores, destaca-se como influente no tema a perspectiva de Karl Marx (1983), quando aponta que é pelo trabalho que o homem transforma a si e à natureza.

Nesse sentido, para Egry (1996, p. 77),

> O trabalho, enquanto atividade humana, distingue o homem dos demais seres vivos, precisamente porque o humano é capaz de pré-conceber a transformação oriunda de sua ação. Melhor dito, ele é capaz de visualizar o objeto transformado ao aproximar-se dele com os instrumentos do seu processo de trabalho.

O trabalho corresponde a um processo de transformação que o ser humano executa para atender às suas necessidades que se constituem histórica e socialmente, configurando-se como potente categoria para responder às novas necessidades sociais (Mendes-Gonçalves, 1992). Portanto, por livre ação, intencionalmente e com uma finalidade, o trabalho é um processo no qual o homem atua sobre as forças da natureza e as transforma em formas úteis à própria vida (Peduzzi; Schraiber, 2008).

Assim, o processo de trabalho é composto por elementos como: a finalidade, que relaciona a atividade adequada a um fim; os meios de trabalho, que se referem aos lugares ou serviços em que o processo de trabalho acontece; o objeto, que é a matéria sobre a qual se aplica o processo de trabalho e então se modifica; o agente, que são as pessoas que participam do processo, e o produto, que é o final de determinado processo de trabalho; o instrumental, que são as ferramentas que se interpõem entre o objeto e o agente para exercer a finalidade (Egry, 2010).

Segundo o materialismo histórico-dialético (MHD), os fenômenos de saúde resultam da organização social para a produção/consumo, visto que é desta que provêm os suprimentos para as necessidades vitais dos seres humanos. Logo, a depender do momento histórico, as transformações no modo de produção e reprodução social estabelecem igualmente transformações na saúde humana (Perna; Chaves, 2008).

Nessa perspectiva, no que tange ao processo de trabalho em saúde, destaca-se como marco teórico o processo de trabalho em saúde com referência nos estudos de Egry (1996, 2008, 2010), para quem "os processos específicos de trabalho visam transformar o objeto" (Egry, 2010, p. 73).

Dessa forma, consideram-se os seguintes aspectos para o processo de trabalho em saúde:

> Constitui uma intervenção sobre determinado objeto ou necessidade, o que significa que é como uma prática social; não se reduz a uma prática exclusivamente técnico-científica, mas requer outros instrumentos e meio de trabalho, orientados à finalidade do processo de trabalho [...]; há uma consubstancialidade e circularidade entre o processo de trabalho e as necessidades de saúde; é um serviço: a assistência à saúde constitui-se como um serviço, fundamentada em relações entre sujeitos [...].
> (Fracolli; Bertolozzi, 2009, p. 17, tradução nossa)

O trabalho em saúde representa um trabalho reflexivo diante das peculiaridades do objeto, ou seja, das necessidades de saúde que são levadas aos serviços pelos sujeitos e são interpretadas pelos agentes do trabalho, o que o designa para a prevenção, a manutenção ou a reabilitação do que se configura como essencial para a sociedade – a saúde (Peduzzi, 2002).

Assim, para Egry (2010), o trabalho é direcionado por saberes ideológicos e saberes instrumentais, que se constituem como elementos essenciais e conexão indispensável para o processo de trabalho em saúde. Os saberes instrumentais e os saberes ideológicos resultam da vinculação dos enfermeiros na estrutura política e no ambiente institucional, da formação, da experiência, das condições de vida, dos conhecimentos (Chaves et al., 2015).

O trabalho é direcionado por um saber ideológico que rege a totalidade maior (paradigma da saúde) e por um saber instrumental que ocorre quando os instrumentos são aliados a teorias, sendo indispensável a conexão entre esses saberes para a ocorrência do trabalho em saúde (Egry, 2010).

Para Kami et al. (2016), entre os saberes ideológicos estão: acesso à saúde, saúde como direito, intersetorialidade, necessidades naturais; entre os saberes instrumentais se destacam: trabalho em equipe multiprofissional, vínculo, planejamento e registros em saúde.

Desse modo, entende-se que, para contribuir na diminuição das desigualdades sociais e na melhoria das condições de saúde, é preciso considerar as particularidades e as singularidades dos sujeitos, e isso requer o fortalecimento da retroalimentação de informações e de ações interinstitucionais que visam transpor modelos de saúde curativistas (Chaves et al., 2015).

Nessa perspectiva, as respostas para as necessidades de saúde da população implicam defini-las, recortá-las, objetivá-las e, portanto, reconhecê-las nos cenários de articulação entre os serviços de saúde e a população dos territórios em que se encontram tais serviços (Egry et al., 2009). Mendes-Gonçalves (1992) pondera que a satisfação das necessidades é a finalidade de todo trabalho humano, e Egry (2010) ainda ressalta que o objeto, no processo de trabalho de assistência ou de planejamento, é o abrigo das necessidades em saúde.

Na obra de Agnes Heller (1986, p. 170, tradução nossa), há a concepção de que necessidade é "desejo consciente, aspiração, intenção dirigida a todo o momento para certo objeto e que motiva a ação como tal. O objeto em questão é um produto social, independentemente do fato de se tratar de mercadorias, de um modo de vida ou de outro homem".

A autora classifica os tipos de necessidades, que são socialmente determinadas e produtos históricos, entre **naturais**, que são relacionadas à manutenção da vida humana e incluem a alimentação, o abrigo, a sexualidade, o contato social e a cooperação, e **necessárias**, que incluem a liberdade, a autonomia, a autorrealização, a autodeterminação, a atividade moral, a reflexão, entre outras (Heller, 1986).

Nesse sentido, para constituir um sistema de saúde e a oferta de serviços, é preciso compreender as necessidades em saúde de um coletivo ou segmento populacional (Souza, 2008). Na centralidade das intervenções e práticas devem estar as necessidades em saúde, particularmente pela "potencialidade que têm de ajudar os trabalhadores/equipes/serviços/rede de serviços a fazer uma melhor **escuta** das pessoas que buscam "cuidados em saúde" [...]. Mil possibilidades de escuta se abrem quando o conceito de necessidade de saúde é incorporado pela equipe" (Cecílio, 2009, p. 117, 128).

Processos saúde-doença sintetizam o conjunto de determinações sociais que têm como centralidade necessidades em saúde que advêm da forma como o homem se relaciona na sociedade, com a natureza e com os demais seres humanos (Nakamura et al., 2009). Desse modo, os processos de trabalho em saúde estabelecidos a partir do Sistema Único de Saúde (SUS), com destaque para atribuições do profissional enfermeiro, que colocam o reconhecimento de necessidades em saúde para além daquilo que é carência, oportunizam a prática do cuidado sob a perspectiva social do processo saúde-doença (Egry et al., 2009).

Para saber mais

O *Dicionário da educação profissional em saúde*, disponível no *site* da Fundação Osvaldo Cruz (Fiocruz), traz textos que discorrem sobre vários conceitos relacionados a saúde. Recomendamos a leitura do trecho sobre processo de trabalho em saúde, para aprofundamento do conteúdo.

PEDUZZI, M.; SCHRAIBER, L. B. Processo de trabalho em saúde. In: PEREIRA, I. B.; LIMA, J. C. F. (Org.). **Dicionário da educação profissional em saúde.** 2. ed. rev. e ampl. Rio de Janeiro: EPSJV, 2008. p. 320-328.

2.3 Objetivos do assistir ou cuidar em enfermagem

Para começar, faz-se necessário definir as palavras *assistir*, *cuidar* e *enfermagem*, de maneira que seja possível refletir sobre o cuidado e/ou assistência de enfermagem.

A palavra *assistir* deriva do latim *assistere*, com o sentido de "estar ao lado de", "comparecer", "estar presente", "presenciar" e/ou "testemunhar algo", "acompanhar ou assessorar uma pessoa em suas atividades", "prestar ajuda, socorrer, zelar por pessoa doente" (Dicio, 2023a; Michaelis, 2015a).

A palavra *cuidar*, originada no latim *cogitare*, significa "ter cuidado", "tratar", "assistir", "agir com prudência", "prestar atenção", "realizar algo com ponderação", "tratar com esmero", "interessar-se por algo", "cuidar da saúde", "prevenir contra o perigo" (Dicio, 2023b; Michaelis, 2015b).

Cuidar implica colocar-se no lugar do outro. É estar com o outro, na dimensão social ou pessoal, desde o nascimento até a morte e manifesta-se na preservação do potencial saudável (Souza et al., 2005); "é servir, é oferecer ao outro como forma de serviço, o resultado de nossos talentos, preparos e escolhas" (Silva; Gimenes, 2000, p. 307).

"Definir a Enfermagem é uma tarefa difícil, quer pela restrição ou limitação que toda definição implica, quer pela dificuldade de encontrar uma expressão breve e completa significante do vocábulo" (Angerami; Correia, 1989, p. 337).

Segundo Wanda Horta (1968, p. 3), "Enfermagem é a ciência e a arte de assistir o ser humano no atendimento de suas necessidades básicas, de torná-lo independente desta assistência;

de recuperar, manter e promover sua saúde, contando para isso com a colaboração de outros grupos profissionais".

Enfermagem é a arte ou ciência de cuidar e tratar doentes, atividade e/ou função que consiste em tratar pessoas enfermas, promover a saúde ou prevenir a doença; a enfermagem é o conjunto de enfermeiros (Dicio, 2023c; DPLP, 2023; Michaelis, 2015c).

"A enfermagem é transformação por meio do cuidado das pessoas" (Angerami; Correia, 1989, p. 337); é o conjunto de práticas e procedimentos com instrumentos próprios, baseado em conhecimentos científicos, voltados à prestação de assistência à saúde do homem. Ela se constitui pelo conjunto das relações sociais em que se insere, é histórica e socialmente construída e visa à intervenção no processo saúde-doença, para a manutenção da integridade humana (Egry, 1996).

Uma vez que a enfermagem é, ao mesmo tempo, arte e ciência e que as necessidades de cuidados de saúde são multidimensionais e mudam constantemente, é essencial que a profissão se socialize com as demais práticas de saúde e estabeleça um corpo de conhecimentos e linguagem própria, de forma a permitir que seus exercentes compreendam seu fazer e prestem cuidados capazes de atender às necessidades das pessoas por eles assistidas (Egry, 1996; Vale; Pagliuca, 2011; Potter et al., 2018)

Para Backes et al. (2012, p. 229), "a enfermagem se configura, crescentemente, como a profissão do futuro, pela possibilidade de compreender o indivíduo não como um ser doente, mas como um ser singular e complexo, capaz de continuamente auto-organizar-se e projetar-se como autor do processo saúde--doença".

A assistência de enfermagem é reconhecida como um dos componentes básicos da atenção à saúde prestada ao indivíduo, à comunidade e à coletividade, em todas as etapas do ciclo vital no processo saúde-doença, ou seja, significa atender às necessidades do indivíduo nos quatro níveis de prevenção: primária, secundária, terciária e quaternária, com vistas à promoção, à proteção, à recuperação e à reabilitação de sua saúde (Araújo, 1979).

Assim, assistir ou cuidar em enfermagem tem como "objeto o cuidado demandado por indivíduos, famílias, grupos sociais, comunidades e coletividades [...] a partir do reconhecimento de que o ser humano demanda cuidados de natureza física, psicológica, social e espiritual durante toda a vida, que são providos por seus profissionais" (Sanna, 2007, p. 222). Embora outras pessoas possam prestar esse cuidado, a enfermagem se distingue, pois utiliza métodos, instrumentos e habilidades conforme o grau de complexidade necessário para o cuidado efetivo, que promova ou recupere a saúde, previna doenças e/ou proporcione morte com dignidade (Sanna, 2007), com presteza, sensibilidade e solidariedade (Baggio, 2006).

O cuidar é a ferramenta elementar na enfermagem, cujo foco está centralizado nas ações de promoção da saúde, na prevenção de doenças e na recuperação e reabilitação da saúde. O cuidado ocorre por um estímulo capaz de desenvolver a habilidade humana, ao prestar algo a alguém que interessa. Assim, a essência do cuidar em enfermagem é o ser humano e suas necessidades fisiológicas, psicológicas, sociais e espirituais (Siewert et al., 2017; Vale; Pagliuca, 2011).

O cuidado de enfermagem é um fenômeno proposto, basilar para a vida, que se dá pela interação de seres humanos, por meio de ações que envolvem consciência, zelo, solidariedade, amor, conexão e responsabilidade uns pelos outros. Exprime um fazer baseado na ciência, na arte, na ética, na estética, guiado pelas necessidades de saúde do indivíduo, da família e da comunidade (Vale, 2008; Soares; Campos, 2013).

Dessa forma, faz-se necessária a ampliação do olhar do profissional, que deve partir de um cuidado que se paute em uma proposta multidisciplinar e agir da melhor forma em suas intervenções, viabilizando um cuidado mais efetivo e modificando as realidades (Nogueira et al., 2019).

Nesse contexto, é importante falar sobre necessidades em saúde, que estão intrinsecamente relacionadas às concepções do processo saúde-doença, que, neste material, diz respeito à concepção da saúde coletiva, a qual propõe que as necessidades em saúde são geradas na relações de reprodução social em que os indivíduos estão inseridos (Soares; Campos, 2013). Logo, não são apenas necessidades médicas ou de serviços, doenças ou riscos, mas também vulnerabilidades que os indivíduos expressam por conta de seu modo de vida, inserção social e trabalho (Nakamura et al., 2009), indo além, pois se referem ao que é necessário para ter saúde (Paim, 2006).

O cuidado de enfermagem, voltado às necessidades em saúde, deve considerar o processo saúde-doença manifestado no território em que cada um dos indivíduos está inserido, mediante levantamento realizado com instrumentos próprios que permitam a caracterização dos diferentes perfis epidemiológicos e a possibilidade de intervenção sobre eles, o que implica o monitoramento das condições de trabalho, de vida e de saúde no território (Nakamura et al., 2009; Hino et al., 2009).

2.4 O processo de trabalho do gerenciar em enfermagem

Inicialmente, é necessário definir *gerenciar*, que conforme os dicionários Dicio (Dicio, 2023d) e Michaelis (2015d), significa "coordenar uma empresa, um serviço, um negócio", "coordenar uma série de atividades" e "exercer as funções de gerente".

2.4.1 Definição de *gerenciamento em enfermagem*

De acordo com Sanna (2007, p. 222), "Gerenciar em Enfermagem tem como objeto os agentes do cuidado e os recursos empregados no assistir em enfermagem".

O processo de trabalho gerencial em enfermagem refere-se às condições adequadas proporcionadas pelo enfermeiro para a realização da assistência e do trabalho; entre seus objetos está a organização do trabalho e dos recursos humanos de enfermagem (Massarollo; Fernandes; Santos, 2016).

Para a execução desse processo, é importante utilizar instrumentos próprios da gerência, ou seja, aspectos voltados para competências administrativas, tais como "planejamento, dimensionamento de pessoal de Enfermagem, recrutamento e seleção de pessoal, educação continuada e/ou permanente, supervisão e avaliação de desempenho", para os quais são necessários "a força de trabalho, os materiais e recursos físicos [...]" (Massarollo; Fernandes; Santos, 2016, p. 15), como equipamentos e instalações, além dos diferentes saberes éticos, culturais, sociais e econômicos. Tudo isso com o objetivo principal de atingir a atenção integral à saúde, por meio das necessidades, seja da população, seja do serviço em si (Sanchez et al., 2018).

O ato de gerenciar pelo enfermeiro é respaldado pela Lei n. 7.498, de 25 de junho de 1986 (Brasil, 1986a), que regulamenta o exercício profissional da enfermagem. Essa legislação normatiza o planejamento, a organização, a coordenação, a execução e a avaliação das ações e dos serviços assistenciais ofertados pela enfermagem como atividades privativas do enfermeiro, atreladas ao gerenciamento.

No entanto, para que o gerenciar em enfermagem seja possível, são necessários o desenvolvimento e o aprimoramento de competências em seu processo de trabalho. Nesse caso, o desenvolvimento de competências está descrito nas Diretrizes Curriculares Nacionais (DCN), destacando-se a atenção à saúde, a tomada de decisão, a comunicação, a liderança, a administração, o gerenciamento e a educação permanente (Brasil, 2001; Paula et al., 2014). Essas competências estão associadas aos gestores, aos gerentes e aos líderes de equipes, que as utilizam no exercício de suas atribuições (Picchiai, 2008).

A posição de líder de equipe, a qual é ocupada pelo profissional enfermeiro, colabora para que ele execute funções administrativas e gerenciais que contribuem para a execução e o desenvolvimento dessas competências, pois, ao ocuparem a posição de líderes da equipe de saúde e de enfermagem e até mesmo nos processos organizacionais, os profissionais têm a oportunidade de serem agentes de mudança (Jorge, 2012; Dall'Agnol et al., 2013).

Assim, o gerenciamento com ênfase nas necessidades de saúde implica formas diversas de organização, seja no serviço, seja na formação de novos profissionais. A formação precisa oferecer oportunidades para o desenvolvimento de habilidades clínicas e gerenciais; também no aperfeiçoamento e na educação continuada, é preciso promover reflexão e avanço nos processos institucionais, para que seja possível romper com a escassez de pessoal e a ausência de condições mínimas para o trabalho de enfermagem (Felli; Peduzzi, Leonello, 2016).

Desse modo, para gerenciar em enfermagem, é importante que os futuros administradores nessa área incluam em seu cotidiano de trabalho algumas competências necessárias, entre as quais estão: "habilidades de liderança, conhecimentos financeiros/orçamentários, discernimento de negócios, capacidade de comunicação, compreensão da tecnologia, habilidades de recursos humanos e relações de trabalho, assim como habilidades de colaboração e formação de equipes" (McEwen, 2016, p. 519). "Essas habilidades e competências tornam-se necessárias, pois oportunizam a este profissional assumir papéis importantes frente às necessidades e exigências do serviço" (Sade; Peres; Wolff, 2014, p. 1743).

Nesse contexto, nos últimos anos, iniciou-se uma reflexão voltada à necessidade do enfermeiro em empoderar-se de seu papel de líder e gestor do serviço e de equipe, visto que enfermeiros líderes que apresentam experiência e competência nas áreas de administração devem ocupar posições apropriadas para permitir que os demais enfermeiros atinjam todo o seu potencial, a fim de dar uma contribuição ímpar na criação de políticas e na tomada de decisão. Essa contribuição ímpar pode ser observada na Figura 2.2 e destaca-se pela diversidade de papéis que os enfermeiros desempenham, bem como pelo conjunto de competências, conhecimentos e valores que eles utilizam (APPG, 2016).

Figura 2.2 – Contribuição ímpar do enfermeiro

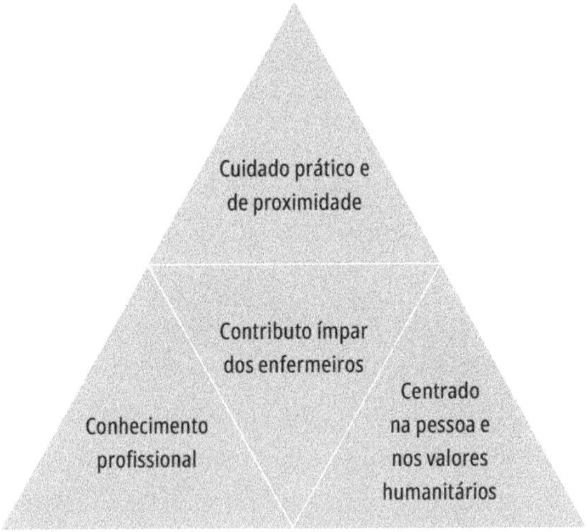

```
                    Cuidado prático e
                     de proximidade


                    Contributo ímpar
                    dos enfermeiros
                                        Centrado
         Conhecimento                  na pessoa e
          profissional                  nos valores
                                        humanitários
```

Fonte: APPG, 2016, p. 4, tradução nossa.

Dessa maneira, gerenciar em enfermagem compete aos enfermeiros críticos, que apresentem habilidades políticas e competências gerenciais voltadas a negociar e influenciar políticas para sustentar uma posição aceitável. Portanto, torna-se fundamental a qualificação desses profissionais para que desenvolvam competências únicas, que apoiem a liderança e a gerência de equipes, para a coordenação do cuidado com qualidade (APPG, 2016).

A profissão de enfermagem requer uma reflexão profunda sobre o modo de agir e a totalidade profissional no processo de trabalho, em especial na dimensão gerencial, de modo a apropriar-se e estar empoderado de suas competências e de sua prática no cotidiano dos serviços de saúde (Oliveira, 2020).

Por fim, gerenciar é algo considerado como inerente ao trabalho do enfermeiro, independentemente do cargo ou função que ocupe e do local em que exerça sua profissão. Assim, tanto enfermeiros assistenciais como aqueles que estão em níveis hierárquicos superiores desenvolvem suas atividades diante de dois objetos de trabalho gerencial, a organização do trabalho e a gestão do pessoal de enfermagem (Ferreira et al., 2017).

Dessa forma, observa-se que enfermeiros assistenciais se dedicam à assistência e desenvolvem a gestão pela organização do trabalho em uma dimensão individual, no âmbito de organizar a assistência prestada em determinado setor. Por sua vez, enfermeiros em cargos hierárquicos superiores, além de desenvolverem a organização do trabalho, envolvem-se na dimensão do gerenciar de forma mais ampla, pois lidam com um número maior de responsabilidades e a gestão do pessoal de enfermagem, na medida em que exercem outras atividades, como a avaliação de desempenho profissional e a escala de trabalho de enfermagem (Ferreira et al., 2017).

Por fim, existe outro cargo gerencial em enfermagem que corresponde ao profissional enfermeiro que responde ética e legalmente por todas as atividades de enfermagem desenvolvidas em determinada instituição, o enfermeiro Responsável Técnico (RT), que, na maioria dos casos, é o gerente de enfermagem da instituição (Ferreira et al., 2017).

2.4.2 Gerenciamento na Atenção Primária à Saúde

Segundo Batista et al. (2018, p. 24), "O gerenciamento de enfermagem na Atenção Primária à Saúde (APS) é uma atividade fundamental para a organização e a manutenção desse serviço de saúde, contexto em que o enfermeiro atua como protagonista na coordenação e no planejamento dessas ações". Entre as atividades gerenciais exercidas pelo enfermeiro na APS estão: supervisão, gestão de insumos, organização do atendimento e/ou agenda e gerência do cuidado, que demandam serviço organizado e reestruturação do serviço, para prestar saúde de qualidade à comunidade (Batista et al., 2018; Oliveira, 2020).

A Política Nacional de Atenção Básica (Pnab), regulamentada pela Portaria n. 2.436, de 21 de setembro de 2017 (Brasil, 2017), estabelece que não haja especificação de qual categoria profissional deva assumir as atividades gerenciais. Porém, define atribuições específicas de cada membro da equipe, sendo que as atribuições gerenciais são determinadas como responsabilidade comum a todos os profissionais da equipe.

Entre as atribuições de caráter gerencial, conforme a Portaria n. 2.436/2017, destacam-se as atividades que podem ser compartilhadas: territorialização e mapeamento da área de atuação; cadastramento das famílias; notificação de doenças e agravos de notificação compulsória e de outros agravos e situações de importância local; coordenação do cuidado; realização de reuniões de equipes.

A Portaria n. 2.436/2017 ainda aponta as atribuições específicas do enfermeiro relacionadas à gerência: planejar, gerenciar e avaliar as ações desenvolvidas pelos agentes comunitários de saúde (ACSs), em parceria com os outros membros da equipe, além de gerenciar os insumos essenciais para o funcionamento adequado da Unidade Básica de Saúde (UBS).

Nessa perspectiva, destaca-se o papel do enfermeiro na APS, o qual, assim como em outras dimensões do processo de trabalho, desempenha inúmeras atividades e, por sua vez, apresenta o cuidado como seu objeto de trabalho, compondo a prática assistencial e gerencial (Brasil, 2017; Lowen et al., 2017), cujas atividades demandam um direcionamento mais relevante de tempo do enfermeiro (Paula et al., 2014).

2.4.3 Gerenciamento das necessidades em saúde

Gerenciar as necessidades em saúde consiste em identificar nós críticos da realidade em que se está inserido, ou seja, conhecer, por meio do diagnóstico situacional, a realidade sanitária das unidades de saúde, bem como de sua população (Gontijo et al., 2017). Essa prática permite que os gestores identifiquem as necessidades de saúde de suas áreas de abrangência, para que sejam elaborados planos e metas; caso contrário, o desconhecimento impossibilita o estabelecimento de estratégias efetivas e indica um planejamento fragilizado (Gontijo et al., 2017).

É importante que o enfermeiro, como gestor das necessidades, identifique todos os problemas que envolvem as unidades de saúde e não priorize apenas problemas internos e da equipe (Silva et al., 2016).

Pesquisas recentes demonstram que os enfermeiros, por meio da análise das necessidades de saúde presentes nos serviços da APS, consideraram não apenas a realidade estrutural, mas também a realidade das microáreas de acordo com os índices de vulnerabilidade dos usuários. Dessa forma, esses profissionais utilizaram essa análise para a execução de atividades inovadoras, aplicando o princípio da integralidade (Oliveira, 2020). Esse princípio envolve o compromisso com a atenção à saúde, do qual é resultante a transformação das necessidades em atividades, práticas ou ações (Santos; Mishima; Merhy, 2018).

A prática de avaliação da realidade, em relação ao gerenciamento das necessidades de saúde, está baseada na legislação, mediante a Lei n. 8.080, de 19 de setembro de 1990 (Brasil, 1990a). Após a Reforma Sanitária, notou-se melhoria do atendimento em saúde realizado pelos profissionais, pois se percebeu a necessidade dos profissionais em reaprender como reorganizar o serviço e seus processos, a fim de considerar com maior eficiência as necessidades da população (Stedile; Teixeira, 2016).

Essa prática é considerada de extrema importância, pois a APS tem como função ser resolutiva, sendo nesse âmbito da rede de atenção à saúde que se identificam as diferentes necessidades em saúde do território, além de ser entendida, conforme já mencionado, como a coordenadora do cuidado (Brasil, 2017; Vargas et al., 2016).

Nesse sentido, o gerenciamento de caso, instrumento utilizado na prática da APS, pode ser definido como um processo desenvolvido entre o gerente de caso, que em sua grande maioria é o enfermeiro, e uma pessoa com uma condição de saúde complexa, o usuário. Assim, de modo cooperativo com a rede de suporte social e a rede de atenção à saúde, esse gerenciamento proporciona melhora na qualidade de vida e na autonomia do usuário e da família. Os usuários do serviço de saúde, ao serem olhados pelo serviço, sentem-se mais informados e, com isso, despertam o sentimento de responsabilidade pelo seu processo de recuperação e cuidado (Souza et al., 2021).

Por fim, gerenciar as necessidades em saúde envolve reconhecê-las, na escuta ampliada e interessada, no trabalho vivo, na análise da demanda espontânea, a fim de atingir a integralidade do cuidado.

2.4.4 Gerenciamento na prevenção quaternária

Ao refletir sobre o gerenciamento das necessidades em saúde, reflete-se sobre usuários que estão engajados em seu caso e torna-se importante considerar a prevenção quaternária, que é "definida e voltada para a identificação de indivíduos em risco de tratamento excessivo, para protegê-los de novas intervenções médicas inapropriadas e sugerir-lhes alternativas eticamente aceitáveis" (Tesser, 2012, p. 420).

Ao gerenciar um caso, considerando-se a prevenção quaternária, observam-se os aspectos descritos a seguir:

> Às pessoas que se sentem bem e que são assim avaliadas pela abordagem médica [...] cabem ações de promoção da saúde e de prevenção primária. Aos que se sentem bem, mas cuja abordagem profissional detecta problemas ou riscos ainda não perceptíveis pelo doente, estão indicadas ações de prevenção secundária, como detecção precoce e rastreamentos criteriosos. Aos doentes e lesionados [...] cabem ações de prevenção terciária (reabilitação) [ou seja, tratamento]. Aos que não se sentem bem, mas cuja abordagem médica não detecta doenças, ou que não estão doentes, mas parecem estar (a própria prevenção secundária pode colocar a pessoa nessa situação), e a todos [sic] as outras pessoas, doentes ou não, cabem ações de prevenção quaternária [...], que visa proteger as pessoas dos danos potencialmente significativos de novas intervenções desnecessárias. (Tesser, 2012, p. 420)

Nesse sentido, espera-se que o profissional tenha diversas habilidades, conhecimentos e competências, voltados principalmente à comunicação e ao cuidado centrado na pessoa (Stewart et al., 2010).

Dessa forma, o meio mais eficaz de se atingir a prevenção quaternária consiste em ouvir melhor os pacientes, utilizando a escuta ativa e ampliada, tornando esse conceito parte fundamental no atendimento, para que assim ocorra o real conhecimento das suas necessidades em saúde, bem como a redução considerável dos custos incorridos pela ausência de prevenção, uma vez que não haverá sintomas, morbidades e até mesmo a morte.

> **Para saber mais**
>
> Recomendamos a leitura do artigo *Competências do enfermeiro na gestão do cuidado*, para aprimorar o conhecimento sobre as competências requeridas do enfermeiro no gerenciamento dos serviços de saúde, independentemente de sua área de atuação.
>
> TREVISO, P. et al. Competências do enfermeiro na gestão do cuidado. **Revista de Administração em Saúde**, v. 17, n. 69, out./dez. 2017. Disponível em: <https://cqh.org.br/ojs-2.4.8/index.php/ras/article/view/59/77>. Acesso em: 12 jul. 2023.

> **Questão para reflexão**
>
> 2. Você acredita que o gerenciamento das necessidades em saúde seja essencial para a prevenção quaternária?

2.5 Métodos do processo de trabalho do cuidado de enfermagem

Para Silva (2017, p. 1), a maneira como está "organizada a prestação de cuidados, cuja responsabilidade é do enfermeiro gestor, reflete como são pensados e prestados os cuidados por toda a sua equipe, espelhando-se na qualidade da assistência prestada".

O modelo de método escolhido vai direcionar a decisão clínica, a alocação do trabalho, a comunicação e a gestão do serviço (Tiedeman; Lookinland, 2004). Desse modo, o método de prestação dos cuidados pode ser determinante para a segurança do paciente e a qualidade da assistência (Ventura-Silva et al., 2021), assim como promove a valorização do trabalho do enfermeiro, fortalece as relações interpessoais e interdisciplinares e estimula a liderança (Ludovico; Tonini, 2018).

Parreira et al. (2021) apontam que o planejamento do método de assistência deve contemplar as seguintes fases: I – análise/diagnóstico situacional; II – estabelecimento de metas; III – seleção estratégica; IV – implementação; V – avaliação dos resultados. Cada uma dessas fases tem etapas a serem cumpridas, conforme demonstra Quadro 2.1, a seguir.

Quadro 2.1 – Etapas para planejamento do método de assistência

Fase	Etapa
I – Análise/Diagnóstico situacional	I – Estrutura física e arquitetura
	II – Tipo de gestão, cultura organizacional, objetivos
	III – Natureza dos cuidados (atenção primária, hospitalar, especializada)
	IV – População alvo

II – Estabelecer metas	Considerar:
	• Filosofia gerencial da assistência de enfermagem
	• Disponibilidade de recursos
	   ▪ Humanos
	   ▪ Materiais
	   ▪ Financeiros
	   ▪ Técnicos

(continua)

(Quadro 2.1 – conclusão)

Fase	Etapa
III – Seleção estratégica	Identificar: • Vantagens • Desvantagens
IV – Implementação	Preparar e motivar a equipe para a estratégia selecionada
V – Avaliação dos resultados	Avaliar: • Qualidade da assistência prestada • Necessidade de correção do método • Dificuldades/limitações

Fonte: Elaborado com base em Parreira et al., 2021.

Para a escolha do melhor método, o enfermeiro precisa desenvolver competências e habilidades, de forma a vislumbrar a necessidade do serviço e do paciente, assim como a disponibilidade de pessoas, recursos físicos e materiais (Marquis; Huston, 2015).

Autores da área identificam quatro métodos de organização do trabalho da enfermagem no que concerne à prestação dos cuidados (Silva, 2017; Ventura-Silva et al., 2021; Parreira et al., 2021): funcional, integral, *primary nursing* e trabalho em equipe, divididos em dois grupos: focado na tarefa e centrado na pessoa (Parreira et al., 2021).

2.5.1 Focado na tarefa

No grupo focado na tarefa, Parreira et al. (2021) apontam o método funcional para a organização do trabalho de enfermagem, descrito a seguir.

Método funcional

O método funcional é definido como aquele em que cada profissional é responsável por uma tarefa, previamente definida e padronizada, conforme a demanda de trabalho; o paciente está deslocado do centro da atenção, uma vez que não lhe são permitidas a análise e a interpretação de seu tratamento, o que torna o cuidado tecnicista (Costa, 2004); é caracterizado pela falta de coordenação entre as partes e por intervenções fragmentadas (Parreira et al., 2021). Nesse método, o enfermeiro toma a maioria das decisões de atribuições de tarefas com base na complexidade da assistência (Tiedeman; Lookinland, 2004).

A Figura 2.3 indica as principais vantagens e desvantagens desse método.

Figura 2.3 – Principais vantagens e desvantagens do método funcional

Vantagens	Desvantagens
Utiliza menor número de pessoas	Dependente de protocolos e regulamentos
Econômico	Fragmentação do cuidado
Especialização das tarefas	Pouca ou nenhuma interação com o paciente

Fonte: Elaborado com base em Tiedeman; Lookinland, 2004; Costa, 2004; Parreira et al., 2021.

2.5.2 Centrado na pessoa

No grupo centrado na pessoa, Parreira et al. (2021) apontam três métodos de organização do trabalho de enfermagem; o método integral, o *primary nursing* e o trabalho em equipe, descritos a seguir.

Os métodos centrados na pessoa têm como função primordial tornar o indivíduo informado e envolvido em seu tratamento, com capacidade de tomada de decisão sobre o seu cuidado, o que o torna confiante, apoiado e seguro, uma vez que reduz danos decorrentes da assistência e minimiza o sofrimento (Gerolin; Cunha, 2013, p. 39).

Esses métodos são prestados de "acordo com o método científico, identificam as necessidades de cuidados de enfermagem, definem prioridades, planejamento, implementação e avaliação das intervenções" e ainda valorizam a relação e a preocupação com o outro (Parreira et al., 2021, p. 9).

Método integral

O método integral contrapõe-se ao método funcional, visto que a distribuição integral dos cuidados permite uma atenção global ao paciente (Costa, 2004), haja vista que um único enfermeiro assume a responsabilidade pela assistência durante o plantão (Parreira et al., 2021). Na maioria das situações, o método integral traz satisfação ao cliente e aos profissionais, no entanto alguns pacientes desenvolvem certo grau de dependência do profissional de enfermagem (Gama; Godinho, 2020).

A Figura 2.4 indica as principais vantagens e desvantagens desse método.

Figura 2.4 – Principais vantagens e desvantagens do método integral

Vantagens	Desvantagens
Atendimento global	Cuidado depende da visão do enfermeiro
Plano assistencial individualizado	Pode acarretar atrasos, em razão da complexidade do cuidado
Estabelece vínculo e responsabilização	Exige grande habilidade de coordenação do enfermeiro-chefe

Fonte: Elaborado com base em Costa, 2004; Gama; Godinho, 2020; Parreira et al., 2021.

Método *primary nursing*

No modelo *primary nursing*, um enfermeiro tem responsabilidade pelo seu paciente nas 24 horas do dia, tanto na tomada de decisão sobre os cuidados prestados quanto no atendimento, na análise, no planejamento, na avaliação e na liderança, até que o paciente esteja de alta. Para tal, o próprio enfermeiro primário (*primary nurse*) e outros enfermeiros (associados) seguirão o mesmo plano de cuidados nos respectivos turnos (Costa, 2004; Silva, 2017; Gama; Godinho, 2020). Assim como os métodos apresentados anteriormente, o modelo *primary nursing* tem vantagens e desvantagens, que podem ser visualizadas na Figura 2.5, a seguir.

Figura 2.5 – Principais vantagens e desvantagens do método *primary nursing*

Vantagens	Desvantagens
Humanização e comunicação efetiva	Acarreta risco de envolvimento emocional
Continuidade do cuidado	Exige maior número de pessoal e maior investimento institucional
Autonomia do enfermeiro	Enfermeiro necessita de competências e confiança para a tomada de decisão

Fonte: Elaborado com base em Costa, 2004; Gama; Godinho, 2020; Parreira et al., 2021; Silva, 2017.

Método do trabalho em equipe

Para Peduzzi et al. (2020), há uma imprecisão no conceito de trabalho em equipe que impede a construção de um consenso, com variações entre equipe **multi**profissional ou **multi**disciplinar, **inter**disciplinar e **inter**profissional, e ainda **trans**profissional, que respectivamente remetem ao grau crescente de interação, integração e coordenação das disciplinas e/ou profissões. Para King, Long e Lisy (2015), faz-se necessária uma terminologia consistente de maneira a permitir comparações futuras.

No método do trabalho em equipe, os membros da equipe são liderados por um enfermeiro líder, porém todos os componentes da equipe são conhecedores das necessidades e dos problemas do paciente/usuário, pressupondo-se que os cuidados serão de maior qualidade e segurança, uma vez que maximiza as capacidades, qualificações e competências de cada profissional (Parreira et al., 2021). Adicionalmente, esse método tem dois pilares fundamentais: liderança no planejamento e na avaliação dos cuidados, bem como comunicação eficaz (King; Long; Lisy, 2015).

Tal método é entendido como uma forma de trabalho coletivo que tem como características: comunicação, objetivos comuns, reconhecimento do trabalho dos demais membros da equipe, interdependência e colaboração (Peduzzi et al., 2020). Algumas de suas vantagens e desvantagens são apresentadas na Figura 2.6, a seguir.

Figura 2.6 – Principais vantagens e desvantagens do método trabalho em equipe

Vantagens	Desvantagens
Segurança e eficácia na prestação dos cuidados	Utilizado erroneamente como divisão de tarefas
Maior satisfação do cliente/paciente/usuário e dos profissionais	Pode haver distribuição funcional entre os membros da equipe
Interdependência e colaboração	Não é somente a cooperação do trabalho

Fonte: Elaborado com base em Costa, 2004; Gama; Godinho, 2020; Parreira et al., 2021; Ventura-Silva et al., 2021.

Acredita-se que, para a aplicabilidade da prevenção quaternária, há a necessidade de reconhecimento da circularidade entre processo de trabalho e necessidades de saúde, de modo a possibilitar às equipes novas leituras, mais amplas e abrangentes, com desdobramentos na organização do trabalho, levando à independência dos usuários, das famílias e da população (Peduzzi et al., 2020; Souza et al., 2021).

Para saber mais

Para aprofundamento sobre os modelos assistenciais de enfermagem, recomendamos a leitura do artigo *Work Methods for Nursing Care Delivery*, que apresenta uma análise crítica e comparativa dos referidos métodos.

PARREIRA, P. et al. Work Methods for Nursing Care Delivery. **International Journal of Environmental Research and Public Health**, v. 18, n. 4, 2021. Disponível em: <https://www.mdpi.com/1660-4601/18/4/2088>. Acesso em: 10 ago. 2023.

Questão para reflexão

3. Com base no conhecimento adquirido neste capítulo e em sua experiência acadêmica e/ou profissional, qual modelo você julga ser pertinente para a prevenção quaternária?

Síntese

Para a efetividade das intervenções de cuidado em enfermagem, fundamentadas nos princípios do SUS, são necessárias ações orientadoras que superem o modelo de atenção biologicista, centrado na cura de doenças e na medicalização. Isso porque, ao se interpretar o modo de viver de um coletivo, ou seja, a reprodução social, compreende-se que, na realidade do território da coletividade, há necessidades em saúde específicas, além da singularidade dos indivíduos que ali vivem.

Assim, o processo de trabalho em saúde deve considerar a determinação dos fenômenos de saúde, que são histórica e socialmente construídos. É imprescindível fazer reflexões sobre a determinação social do processo saúde-doença e as possibilidades de garantir o direito à saúde na magnitude de seu conceito.

Portanto, o cuidado de enfermagem potencializa a consolidação de um processo de trabalho que identifica as necessidades de saúde, promove a articulação com estratégias intersetoriais em ações individuais e coletivas e, sobretudo, preocupa-se com a integralidade da atenção à saúde.

Questões para revisão

1. Nas questões a seguir, assinale V para verdadeiro e F para falso:
    - ( ) É possível definir *saúde* sem contextualizar o momento histórico em que a concepção está inserida.
    - ( ) Saúde "é um estado de completo bem-estar físico, mental e social e não apenas a ausência de doença ou enfermidade", segundo a OMS (WHO, 1948, p. 1, tradução nossa).

( ) Gerenciar as necessidades de saúde envolve reconhecê-las, na escuta ampliada e interessada, no trabalho vivo, na análise da demanda espontânea, a fim de atingir a integralidade do cuidado.

( ) O ato de gerenciar em enfermagem não tem respaldo legal; é previsto unicamente por meio de protocolos institucionais e/ou políticas públicas.

Agora, assinale a alternativa que corresponde à sequência obtida:

a) V, F, F, F.
b) F, F, F, V.
c) V, V, F, F.
d) F, V, V, F.
e) V, F, F, V.

2. Com relação ao trabalho, assinale a alternativa que apresenta a afirmação correta:

a) Corresponde a um processo de transformação que o ser humano executa para atender às suas necessidades que se constituem histórica e socialmente, configurando-se como potente categoria para responder às novas necessidades sociais.

b) Corresponde a um processo de manutenção que o ser humano executa para atender às suas necessidades, que se constituem histórica e socialmente, configurando-se como potente categoria para responder às novas necessidades sociais.

c) Corresponde a um processo de transformação que o ser humano executa para atender às necessidades familiares, que se constituem histórica e socialmente, configurando-se como potente categoria para responder às novas necessidades sociais.

d) Corresponde a um processo de transformação que o ser humano executa para atender às necessidades dos serviços de saúde, que se constituem histórica e socialmente, configurando-se como potente categoria para responder às novas necessidades sociais.

3. Complete as lacunas:
   I) Os métodos do processo de trabalho em enfermagem podem ser divididos em focado na tarefa e _____.
   II) Entre os métodos centrados no paciente, podemos citar o integral, _____ e o trabalho em equipe.
   III) O método de trabalho em equipe apresenta as seguintes vantagens: segurança e eficácia na prestação do serviço, maior satisfação do usuário e interdependência e _____.

   Agora, assinale a alternativa que apresenta a sequência correta:
   a) centrado na doença; *primary nursing*; independência.
   b) centrado no paciente; *primary nursing*; colaboração.
   c) centrado no paciente, *primary nursing*; autonomia do enfermeiro.
   d) centrado na doença, *primary nursing*; autonomia profissional.
   e) centrado no paciente, *primary nursing*; responsabilização.

4. Descreva a contribuição ímpar dos enfermeiros na criação de políticas e na tomada de decisão, com base nas competências, nos conhecimentos e nos valores da profissão.

5. Há diferentes modelos de método de trabalho para organizar a prestação de cuidados, e a escolha do enfermeiro gestor para o processo de trabalho de toda a sua equipe será determinante para a segurança do paciente e a qualidade da assistência. Assim, o que o enfermeiro precisa considerar para o planejamento do método de assistência e a escolha do melhor método de trabalho?

Capítulo 3
Medicalização na atenção à saúde e a interprofissionalidade

Anna Beatriz de Lacerda Pinto Naumes

Conteúdos do capítulo:

- Conceito de medicalização na saúde.
- Aspectos éticos e legais do trabalho em saúde.
- Bioética e o trabalho interprofissional: caminho para a prevenção quaternária.
- Dilemas éticos na atenção à saúde e iatrogenias.
- Educação interprofissional e a prevenção quaternária.

Após o estudo deste capítulo, você será capaz de:

1. compreender o conceito de medicalização na saúde;
2. identificar os aspectos éticos e legais do trabalho em saúde;
3. reconhecer os aspectos bioéticos para a prevenção quaternária e o trabalho interprofissional;
4. identificar dilemas éticos e iatrogenias na atenção à saúde;
5. apresentar a educação interprofissional como possibilidade para a prevenção quaternária.

A assistência à saúde da população brasileira precisa ser sempre colocada em perspectiva, devendo-se ponderar sobre sua melhor forma de oferta à população. Os profissionais de saúde devem questionar a oferta de serviços e tratamentos que podem oferecer às pessoas sob sua responsabilidade, a fim de que possam sempre manter a qualidade de seus serviços adequada.

Esperamos que este capítulo proporcione embasamento para que essa reflexão seja facilitada, com as discussões que serão fomentadas a seguir.

3.1 Medicalização na saúde

Medicalização é o termo utilizado para o fenômeno que converte, de maneira distorcida, questões médicas em problemas médicos com necessidade de intervenção. Questões de diferentes ordens são percebidas como doenças, transtornos e distúrbios, transformando riscos em sentenças de doença para a população.

Desde a década de 1970, o termo *medicalização* (da saúde, da sociedade) tem sido utilizado e estudado, tendo seus efeitos adversos e iatrogênicos descritos e identificados na literatura (Tesser; Norman, 2021).

3.1.1 Medicalização da sociedade

Um dos primeiros estudiosos a levantar a questão da medicalização foi Michel Foucault. Com a publicação de *O nascimento da medicina social*, em 1979, esse filósofo francês identificou a emergência da medicalização da sociedade, fruto da normalização da prática e saberes médicos, basicamente a ascensão social do poder médico e suas ramificações (Foucault, 2011).

Em suas obras, Foucault (2011) evidenciou que, ao longo do tempo, o hospital ganhou uma função terapêutica mediante uma nova prática que consistia na comparação entre os hospitais por meio de visitas e observações sistemáticas.

Em consequência dessa produção de conhecimento sistematizada e associada à ciência, houve a criação de mecanismos de administração médica. Foucault (2011) usa como exemplos desses mecanismos os registros de dados e as comparações estatísticas, que vão fomentar e endossar o campo da medicalização, configurando-a como uma prática social.

Foucault destaca em suas obras a necessidade de percebermos como tudo o que se diz em relação à saúde acabou se tornando objeto de alguma intervenção médica (Lemos et al., 2020).

Ivan Illich, filósofo austríaco, publicou, em 1975, o livro *Nêmesis médica*, no qual apresentou aspectos iatrogênicos da medicalização e, também, considerou que a medicalização produz iatrogenias culturais e sociais, uma vez que reduz a competência para a autonomia do autocuidado com a maioria das dores, sofrimentos e crises da vida. Illich ressalta que o homem está desaprendendo a lidar com suas necessidades, o que gera uma passividade em seu comportamento e demanda maior necessidade de cuidados profissionais (Illich, 1975).

Conrad (2007) descreveu três dimensões da medicalização: conceitual, institucional e interacional. A **dimensão conceitual** se refere ao uso do modelo médico, ou melhor, à maneira como o raciocínio médico interpreta um problema ou situação, moldada nas escolas médicas. A **dimensão institucional** pode ser identificada quando organizações adotam aproximações terapêuticas para tratar problemas. Já a **dimensão interacional** corresponde aos profissionais de saúde que percebem uma queixa como problema clínico ou "de saúde" ou mesmo interferem em um problema "social" como se fosse uma "doença", no atendimento aos seus pacientes (Tesser; Dallegrave, 2020).

Além da medicalização, vem sendo discutida largamente a chamada *sobremedicalização*, termo utilizado para um caso particular da medicalização e que tem alta prevalência nos cuidados clínicos. A sobremedicalização é entendida como uma medicalização excessiva, mais prejudicial do que benéfica. Quando está inserida no contexto de cuidados com a finitude da vida, é chamada de *distanásia*.

A medicalização é aceita ou naturalizada em diversos aspectos, porque se justifica na lógica da segurança, pois as pessoas estão convencidas de que o melhor é fazer um investimento em si mesmas, em sua saúde, aderindo às diversas formas de "seguros", como exames e tratamentos preventivos em diversas áreas (Lemos et al., 2020).

Uma consequência natural de cada incremento tecnológico e, consequentemente, do aumento da sensibilidade dos exames é o entendimento médico de que limites antes consideráveis normais agora são descritos como pré-prodrômicos[1] ou, ainda, como doenças já estabelecidas. Fatores de risco são tratados para que não desencadeiem a doença, mas, com base nesse entendimento médico, já podem ser considerados como doenças, com tratamentos e intervenções.

Muitas vezes, os achados em exames são identificados e descritos como carentes de intervenção, sem haver certeza quanto à sua prevalência na população saudável. Fatos como esse podem ser ilustrados com o caso da utilização das mamografias estabelecidas em protocolos para toda a população feminina acima de

---

1   Sinais e sintomas inespecíficos e bastante iniciais que não podem necessariamente ser relacionados com o início exato de uma doença.

certa idade; há também a identificação de diversos achados em ultrassonografias de tireoide, sendo que se descobriu que cerca de 68% da população pode apresentar alguma alteração benigna encontrada no exame (Lopes, 2008).

O sobrediagnóstico é o exemplo mais comum e famoso de sobremedicalização na literatura (Tesser; Norman, 2021). "O sobrediagnóstico ocorre quando pessoas sem sintomas são diagnosticadas por meio de um simples achado de imagem ou de laboratório que a princípio não acarretaria sintomas ou danos" (Toscas; Toscas, 2015, p. 536).

Perros e Koumpos (2022) e Santos Filho e Vieira (2022) observam que o sobrediagnóstico pode ser considerado uma epidemia no mundo ocidental, destacando o alto potencial de gerar custos para os mais diversos sistemas da saúde.

São descritos como possíveis fatores indutores do sobrediagnóstico: mudança de critérios e limites para a definição de doenças; diminuição de limiares diagnósticos atrelados à sensibilidade tecnológica disponível; percepção de fatores de risco como pré-doenças; uso inadequado de tecnologias; rastreamentos populacionais e testes de rastreamento ou *screening*[2] indiscriminados; cultura médica atual; superestimação de benefícios terapêuticos para condições clínicas não graves; incentivos financeiros com objetivos escusos; limitação de evidências da acurácia diagnóstica de determinadas doenças (Kale; Korenstein, 2018).

Quando identificados, achados incidentais durante um rastreamento de paciente sem qualquer sintoma podem levar ao seguimento de uma investigação diagnóstica invasiva desnecessária, desencadeando ansiedades no paciente, além de exposição

---

[2] Exame de indivíduos assintomáticos para a identificação presuntiva de doença não reconhecida anteriormente.

a todos os riscos associados a esses procedimentos (Steffen et al., 2018).

López-Rodríguez (2018) declara que existe uma disseminação da hipermedicalização da vida na sociedade atual, retroalimentada por aspectos culturais modernos.

O Instituto Nacional de Câncer (Inca, 2016), do Ministério da Saúde, destaca que é necessário que, durante a consulta, o profissional sempre informe ao paciente, de forma racional, clara, pausada e imparcial, os aspectos positivos e negativos de determinado procedimento, os benefícios e efeitos adversos das terapias disponíveis, e descreva as consequências do não tratamento.

Procurar entender de maneira lógica e coerente o uso racionado das tecnologias da saúde e promover a avaliação adequada são medidas necessárias e relevantes para a tomada de decisões no âmbito dos sistemas de saúde (Santos Filho; Vieira, 2022).

A medicalização é um processo social complexo, que avança e se difunde largamente, que é intrínseco à cultura ocidental e que traspassa nossa subjetividade (Rose, 2007), intensificado no século XXI, com múltiplos agentes envolvidos (Van Dijk et al., 2016).

3.2 Aspectos éticos e legais do trabalho em saúde

Quando pensamos nos aspectos éticos e legais do trabalho em saúde, estamos literalmente nos referindo aos códigos de ética de cada profissão e às principais diretrizes e leis que orientam e organizam a saúde brasileira por meio das políticas nacionais em saúde e demais documentos que possam auxiliar o profissional de saúde em seu trabalho.

3.2.1 As políticas de saúde brasileiras

As principais políticas públicas de saúde no Brasil estão associadas à criação do Sistema Único de Saúde (SUS), por meio da Lei n. 8.080, de 19 de setembro de 1990 (Brasil, 1990a). Essa lei detalha todos os compromissos e responsabilidades do Estado e especifica as atribuições de competência dos municípios, dos estados e da União.

A cada quatro anos são realizadas conferências municipais de saúde, nas quais a população pode identificar suas necessidades locais para a construção dos planos municipais de saúde; os municípios levam os planos para os conselhos estaduais de saúde, os quais, por sua vez, embasam os planos estaduais; e os estados levam para o Conselho Nacional de Saúde as principais necessidades da população, que vão fundamentar a criação de todas as políticas nacionais de saúde.

Há diversas publicações de leis focadas em atenção básica, saúde da família, saúde do trabalhador, saúde mental, urgência e emergência, saúde bucal e demais desdobramentos de toda a atenção à saúde.

O Ministério da Saúde, o Conselho Nacional de Saúde, a Agência Nacional de Saúde, a Agência Nacional de Vigilância Sanitária e demais órgãos organizam, orientam e fiscalizam todos os aspectos relacionados à saúde da população no Brasil.

As principais políticas de saúde no Brasil se referem à criação e organização de programas como: Estratégia Saúde da Família, Programa Nacional de Imunização, Humaniza SUS, Políticas Nacionais de Atenção Integral à Saúde da Mulher, Brasil Sorridente, Farmácia Popular, Sistema Nacional de Transplantes, Políticas de Hemoderivados, Programas de Controle da Tuberculose e Hanseníase, entre outros (Brasil, 2011d).

As políticas de saúde brasileiras são conhecidas e renomadas no cenário mundial, porém é necessário que todos os trabalhadores da área de saúde e seus usuários conheçam, utilizem e defendam essas estruturas, para possibilitar uma melhoria de todo o sistema e sua otimização, a fim de que possa ser melhorada a condição de saúde de todos os brasileiros.

3.2.2 Os códigos de ética das profissões em saúde

Todos os profissionais de saúde devem orientar seu trabalho e sua conduta segundo o código de ética de sua profissão. Os conselhos federais de suas profissões publicam o código de ética – que é revisado periodicamente para refletir adequadamente as orientações sobre os princípios que regem a profissão conforme a realidade atual.

Os códigos de ética também devem permear o processo de trabalho de todos os profissionais da saúde, trazendo em suas orientações as competências necessárias para a adequação do perfil profissional ao cenário de saúde atual.

O cenário da saúde brasileira necessita de profissionais competentes e com comportamento ético, que desenvolvam suas atividades com autonomia e segurança, de modo que contribuam adequadamente com seus serviços para a verdadeira promoção à saúde em todas as suas interfaces.

Muito se pensa no caráter punitivo dos códigos de ética profissionais, pois todos trazem os capítulos de deveres e proibições e suas possíveis punições, mas devemos lembrar que os mesmos códigos descrevem também os direitos.

De todo modo, a ética transcende, transborda o saber e o fazer profissional na saúde. Devemos observar os aspectos éticos em relação aos seres humanos aos quais os profissionais de saúde prestam cuidados, o cliente/paciente/beneficiário/usuário (pois em cada cenário de saúde esse ser humano, que se coloca sob os cuidados do profissional, pode ser identificado e nominado de maneiras diferentes).

A seguir, apresentamos algumas resoluções que trazem os códigos de ética de algumas das principais profissões da saúde no Brasil:

- Resolução n. 724, de 29 de abril de 2022, do Conselho Federal de Farmácia (CFF, 2022);
- Resolução CFP n. 10, de 21 de maio de 2005, do Conselho Federal de Psicologia (CFP, 2005);
- Resolução n. 706, de 25 de julho de 2022, do Conselho Federal de Enfermagem (Cofen, 2022);
- Resolução CFO-42, de 20 de maio de 2003, do Conselho Federal de Odontologia (CFO, 2003);
- Resolução n. 640, de 3 de dezembro de 2021, do Conselho Federal de Fonoaudiologia (CFFa, 2021);
- Resolução n. 330, de 5 de novembro de 2020, do Conselho Federal de Biomedicina (CFBM, 2020);
- Resolução n. 2.217, de 27 de setembro de 2018, do Conselho Federal de Medicina (CFM, 2018);
- Resolução n. 424, de 8 de julho de 2013, do Conselho Federal de Fisioterapia e Terapia Ocupacional (Coffito, 2013);
- Resolução CFN n. 599, de 25 de fevereiro de 2018, do Conselho Federal de Nutricionistas (CFN, 2018).

Destacamos aqui a necessidade de sempre ser consultada a legislação vigente, pois, conforme mencionamos anteriormente, os códigos de ética sempre estão sendo revisitados, a fim de se manterem sempre atuais.

3.3 Bioética e o trabalho interprofissional: caminho para a prevenção quaternária

Por muito tempo, acreditou-se que a origem da palavra *bioética* se devia a Van Rensselaer Potter, quando este publicou um artigo, em 1970, caracterizando a bioética como a ciência da sobrevivência (Potter, 1970), ou a André Hellegers, que utilizou esse termo para denominar os novos estudos que estavam sendo propostos na área de reprodução humana, ao criar o Instituto Kennedy de Ética (Goldim, 2006).

Em 1971, Potter publicou seu livro *Bioética: uma ponte para o futuro*, que trazia o conceito de interface entre as humanidades e a ciência (Potter, 1971).

O cenário mundial das pesquisas no pós-guerra era de maior preocupação com questões éticas, em virtude das atrocidades cometidas na Segunda Guerra Mundial e que poderiam estar acontecendo durante a Guerra do Vietnã[3]. Já na década de 1970, diversas universidades norte-americanas traziam a Bioética como disciplina de alguns de seus cursos; na América Latina, esse movimento se fez presente apenas 20 anos depois (Sanches, 2012).

Contudo, recentemente foi descoberto um artigo de 1927 em que um alemão chamado Fritz Jahr já utilizava o termo *bioética* e o caracterizava como sendo o reconhecimento das obrigações éticas para com todos os seres vivos, conforme relata Goldim (2006).

---

3 A Guerra do Vietnã durou de 1959 a 1975, porém foi a partir de 1965 que a participação do exército americano se intensificou no território vietnamita (Sanches, 2012).

Uma possível definição atualmente seria a de que a bioética é a ciência do comportamento moral em face de toda intervenção da biotecnociência e das ciências da saúde sobre a vida, em toda a sua complexidade (Sanches, 2012).

A bioética ainda está presente em todas as definições que regem a ética em pesquisa, com a constituição dos Comitês de Ética em Pesquisa (CEPs), da Comissão Nacional de Ética em Pesquisa (Conep), da Comissão Técnica Nacional de Biossegurança (CTNBio) e demais estruturas ligadas às pesquisas envolvendo seres vivos.

Destacamos que a bioética não está somente ligada à área das pesquisas; seus princípios, implicações e análises podem ser utilizados no dia a dia de cada trabalhador da área de saúde.

Além dos principais dilemas éticos já descritos na literatura, que veremos em tópico exclusivo, podemos citar como questões que envolvem princípios bioéticos na assistência à saúde: comunicações de más notícias; considerações sobre casos de "alta a pedido"[4] com iminente risco de vida; alocação de recursos em saúde de maneira inferior às necessidades do processo de trabalho; internações compulsórias em psiquiatria; questões envolvendo cuidados a testemunhas de Jeová[5]; questões relativas ao início dos cuidados paliativos; maus-tratos, entre outras.

---

4   A alta a pedido do paciente ou responsável legal representa o direito de recusar o atendimento ou procedimentos propostos e deixar as dependências do hospital, após amplo esclarecimento das possíveis consequências e riscos de tal atitude.

5   As testemunhas de Jeová geralmente têm crenças que limitam alguns tratamentos e tecnologias utilizadas na assistência à saúde, em especial transfusões de sangue.

Pessini e Barchifontaine (1996) apresentam como características da bioética a interdisciplinaridade, a interculturalidade, o diálogo (como disciplina de reciprocidade) e a alteridade, enfatizando que a pessoa é o fundamento de toda a reflexão e de toda a prática bioética.

3.3.1 Os quatro princípios bioéticos

Em 1974, o Congresso dos Estados Unidos da América (EUA) criou a Comissão Nacional para a Proteção dos Sujeitos de Pesquisas Biomédicas, com o objetivo de descrever os princípios éticos básicos para nortear a pesquisa em seres humanos (Pessini; Barchifontaine, 1996).

Quatro anos depois, em 1978, foi criado o Relatório Belmont (editado em 1974 pela National Commission for the Protection of Human Subjects of Biomedical and Behavioral Research, dos EUA), que objetivou identificar os princípios éticos "básicos" que deveriam conduzir a experimentação em seres humanos, definindo a autonomia, a beneficência e a justiça como princípios básicos. Em 1979, Beauchamp e Childress, em *Princípios da ética biomédica*, indicaram um quarto princípio: o da não maleficência (Pessini; Barchifontaine, 1996).

O princípio da **autonomia** dita que um ente autônomo é um indivíduo capaz de decidir sobre seus objetivos pessoais e de agir sob a orientação dessa escolha. Tal princípio fundamenta a necessidade de obtenção de consentimento informado e da necessidade de substituição do responsável, quando a situação envolver pessoas incapazes. Traz ainda incutida em seu sentido a máxima ideia de não fazer aos outros aquilo que não é desejado para si, ou seja, uma premissa de respeito mútuo (Hogemann, 2013).

O princípio da **beneficência** pode ser descrito como não causar dano, devendo-se maximizar os benefícios e minimizar os possíveis riscos a que os sujeitos possam estar submetidos (Hogemann, 2013).

O princípio da **justiça** encerra o conceito de imparcialidade, abarcando a distribuição justa, equitativa, apropriada e determinada por normas justificadas nos termos de igualdade de tratamento em relação ao Estado, que deve zelar pela justa distribuição das verbas para a saúde, alocando os respectivos montantes para todas as esferas de tratamento, prevenção e também pesquisas (Hogemann, 2013; Sgreccia, 2002; Oguisso; Zoboli, 2017).

Goldim (2006) comenta que o Relatório Belmont descreve que uma injustiça ocorre quando um benefício que uma pessoa merece é negado sem uma boa razão ou quando algum encargo lhe é imposto indevidamente.

O princípio da **não maleficência** propõe a obrigação de não infligir dano intencional, sendo derivado da máxima da ética médica *primum non nocere* (primeiro não prejudicar) (Hogemann, 2013).

3.4 Dilemas éticos na atenção à saúde e iatrogenias

A principal característica que faz surgirem os conflitos bioéticos seria a dificuldade de definir os conteúdos dos princípios, pois a bioética é pluralista (pluralismo cultural, religioso, jurídico, entre outros). Pensar no diálogo como a postura mais coerente é uma necessidade de abordagem, para ser possível identificar um respeito à diversidade sem negar as diferentes posições.

Geralmente, quando algumas situações são identificadas e descritas como dilemas éticos é porque está havendo conflito entre os princípios descritos como fundamentais da bioética, como no caso de uma situação que envolve justiça *versus* beneficência.

Para que haja uma análise mais assertiva e correta dessas situações, historicamente foram percebidas algumas tendências nos debates em bioética, as quais serão apresentadas aqui, para facilitar a construção de um raciocínio ao se instaurar algum conflito ético.

Gracia (1989) defende que se deve priorizar a não maleficência sobre a beneficência e divide os quatro princípios em dois níveis:

1. **privado/particular** (autonomia e beneficência);
2. **público/coletivo** (não maleficência e justiça).

Assim, pode-se analisar cada situação em relação a essa abordagem e perceber qual esfera se destaca e, por assim dizer, qual princípio se destaca em relação ao outro na análise de cada caso.

A bioética permeia questões como transgenia, pesquisa com embriões humanos, clonagem terapêutica; na área da reprodução assistida, podemos citar questões como bancos de gametas, barrigas substitutas, doadores, escolha de caracteres pelos progenitores, questões de finitude da vida e cuidados paliativos, cuidados de incapazes etc.

As primeiras descrições sobre conflitos de princípios traziam o caso dos pacientes testemunhas de Jeová, pois eles não aceitam as transfusões sanguíneas quando estão recomendadas. Nesse contexto, o princípio da beneficência se sobrepõe ao da autonomia, e há uma tendência a se aceitar que o profissional de saúde realize a transfusão, mesmo com o paciente não dando o consentimento. Claro que é mais fácil perceber essa sobreposição em situações que envolvem risco de vida.

Outro exemplo em que podemos identificar conflitos éticos seria a reprodução assistida com uso de dinheiro público, como no caso de uma fertilização in vitro (FIV) pelo SUS, em que não cabe diminuir a dor e a importância do desejo da mulher (ou do casal) de gerar um filho. Uma FIV pode mobilizar cerca de 40 mil reais em cada tentativa, sendo que comumente é feita mais de uma tentativa e, ainda assim, sem a certeza de sucesso. Aqui, a autonomia confronta-se com a justiça, pois não há condição de proporcionar esse tratamento a todas as mulheres que o desejem, sem o demérito de sua situação emocional. Já é conhecida aqui a soberania da justiça nessas situações.

Ainda nos casos clássicos de conflitos éticos, há, em diversos países, a autorização concedida em alguns casos envolvendo eutanásia. O termo *eutanásia* surgiu para descrever a "boa morte", ou a morte correta e adequada, quando envolve pacientes com condições de qualidade de vida bastante comprometida e que desejam encerrar o sofrimento. Os princípios conflitantes nesse caso são a autonomia e a não maleficência. Na maioria dos países, a eutanásia é proibida e considerada crime, pois a não maleficência acaba por obscurecer a autonomia e o desejo do paciente. Porém, em algumas culturas em que a autonomia é mais valorizada, há, em certas análises, um parecer favorável e até mesmo a aceitação da prática.

Atualmente, a eutanásia é permitida na Bélgica, na Holanda, na Suíça e em Luxemburgo; nos estados de Oregon, Washington, Montana, Vermont e Califórnia (Canadá e Estados Unidos); e na Colômbia (Ribeiro, 2022).

No Brasil, a eutanásia é crime e não pode ser empregada de nenhuma maneira.

Existem ainda diversos outros casos de conflitos éticos, e os conflitos estão ficando cada vez mais emaranhados. Por exemplo, já houve um caso, ocorrido no Brasil, em que uma adolescente de 13 anos que se descrevia como testemunha de Jeová não desejava receber hemoterapia, opondo-se aos seus pais, que eram católicos e queriam autorizar a transfusão.

Nesse caso, embora se trate de menor de idade, já está consolidada uma certa crença de que, após certa idade, os adolescentes e as crianças também têm sua autonomia (conforme o entendimento de cada idade) e, também, devem apresentar seu assentimento (diferentemente do consentimento dos maiores de idade e capazes em sua plenitude).

Na situação descrita, a menina de 13 anos estava sofrendo de leucemia e necessitava de hemoterapia, porém seu discurso era o de que ela não aceitava o tratamento, apesar do consentimento de seus pais. Ela era esclarecida e lúcida, gozava de suas funções cognitivas plenas para a idade e dizia-se pronta para enfrentar seu destino, ainda que sem a concordância dos pais.

Assim, a comissão de ética médica e do hospital em que esse evento aconteceu acompanhou todo o caso. A equipe multiprofissional prestou todo o atendimento necessário e não houve o envolvimento dos meios públicos (mídia), tendo sido manejado internamente[6] (relato profissional da autora). Aqui não podemos destacar nenhuma tendência histórica ou de existência de prerrogativas legais anteriores.

Casos complicados e mais complexos geralmente ainda não contam com jurisdição estabelecida e devem ser analisados individualmente pela equipe assistencial.

Uma das principais ferramentas de análise de conflitos e dilemas éticos é a discussão interprofissional, em que diferentes olhares podem ser pontuados e identificados, a fim de

---

6   O comitê de ética do hospital tomou todas as medidas cabíveis.

proporcionar a melhor assistência possível, dentro das melhores escolhas disponíveis.

Assim, diante de toda a discussão inicial que apresentamos, podemos perceber que os tempos atuais trazem diferentes desafios éticos que devem ser analisados detalhadamente e que exigem um re-pensar da prática profissional a cada momento da assistência ao próximo.

3.4.1 Iatrogenias

De acordo com Guerreiro (2021, p. 16), a palavra *iatrogenia* deriva do grego *iatros* (médico) e *genia* (origem, causa) e "é definida como sendo um processo patológico ou alteração orgânica em consequência da prática clínica".

Os primeiros estudos consideravam a iatrogenia como uma decorrência exclusiva do ato médico, porém, atualmente, o conceito abarca qualquer profissional de saúde, ou mesmo o cuidador do paciente (familiar ou o próprio paciente).

Giovanini (2023) destaca que o termo *iatrogenia* pode ser usado para qualquer alteração patológica em decorrência de cuidados à saúde corretos, conforme destacado a seguir:

> A iatrogenia consiste em um estado de doença, efeitos adversos ou alterações patológicas causados ou resultantes de um tratamento de saúde correto e realizado dentro do recomendável, que são previsíveis, esperados ou inesperados, controláveis ou não, e algumas vezes inevitáveis. (Giovanini, 2023)

Entretanto, a grande maioria dos conceitos utiliza o termo *iatrogenia* para fazer referência a eventos que podem ser acertados ou não. Corroborando essa informação e exemplificando, Tavares (2007) afirma que a iatrogenia (ou iatrogênese) compreende quaisquer danos materiais (por meio de uso de medicamentos, cirurgias e procedimentos desnecessários, quedas durante internações etc.) e psicológicos (frutos do comportamento, das atitudes e da palavra) causados ao paciente não só pelo médico como também por toda a equipe de saúde.

A Organização Mundial de Saúde (OMS) destaca que um grande percentual da população que realiza algum tipo de tratamento em saúde sofre de algum tipo de iatrogenia, segundo Marques et al. (2017). Os mesmos autores expõem ainda o Estudo Ibero-Americano de Eventos Adversos (IBEAS – Iberoamerican Study of Adverse Events), realizado em cinco países da América Latina, no qual se verificou que a taxa de ocorrência de efeitos adversos em pacientes hospitalizados foi de 10,5% e que 58,9% desses casos poderiam ter sido evitados (Marques et al., 2017).

3.5 Educação interprofissional e a prevenção quaternária

A prevenção quaternária vem se desenvolvendo lentamente em vários países e pode ser considerada um tipo diferenciado de ação preventiva, uma vez que não é voltada às doenças ou ao contexto social ou ambiental, mas ao agir profissional-institucional, com o objetivo de reduzir um possível excesso de intervenções e dos danos decorrentes desse excesso (Jamoulle, 2015; Tesser, 2017).

A prevenção quaternária teve seu início na atenção primária, em que o cuidado de maneira interprofissional está mais arraigado. O olhar de diferentes profissionais para o cuidado de um indivíduo proporciona a criticidade necessária para a reflexão sobre possíveis excessos que podem estar escondidos atrás de protocolos padronizados de tratamentos e atendimentos.

Ao se desenvolverem abordagens individualizadas, por meio de mais de um profissional, naturalmente aumentam a otimização de recursos e a necessidade de diferentes questionamentos sobre possíveis iatrogenias e, assim, podemos perceber que a assistência multiprofissional (ou interprofissional) é basicamente uma ferramenta de prevenção quaternária.

Ao mesclar diferentes saberes acerca do processo saúde-doença, lacunas de uma certa abordagem podem ser completadas por outras, que se sobrepõem quando se é instituído o cuidado interprofissional.

Da mesma forma, quando os profissionais de saúde têm sua formação em ambientes interprofissionais, já moldam seus perfis profissionais para a postura crítica necessária a abordagens da prevenção quaternária.

Uma das profissões que mais têm facilidade em aderir à prevenção quaternária é a enfermagem, pois o próprio processo de trabalho do enfermeiro, por meio da chamada Sistematização da Assistência de Enfermagem (SAE), já contempla um pensamento cadenciado e voltado à individualização do cuidado.

Essa individualização, com a atenção do profissional voltada para suas características em diversas interfaces (indivíduo pertencente a um grupo, pertencente a um meio, que o molda e o forja como único), treina o olhar diferenciado, que leva em consideração características próprias, e não apenas as epidemiológicas clássicas.

Podemos identificar um maior número de ações de prevenção quaternária em ambientes em que a equipe interprofissional tem seus cuidados discutidos em grupos de estudo, como podemos verificar na fala de diversos autores (Bentzen, 2003; WHO, 2013; McWhinney, 2010; Schneiderman, 2003; Luz; Barros, 2012; Jaco; Norman, 2020).

3.5.1 Promovendo a desprescrição

A desprescrição pode ser compreendida como um processo controlado e supervisionado de redução de dose ou de interrupção no uso de um medicamento que pode causar danos ou não ter benefícios, quando utilizado a longo prazo. Tem como meta diminuir os possíveis danos ao paciente, restringir custos e, também, melhorar a qualidade de vida do paciente, a fim de promover a prevenção quaternária (NHS, 2019).

Na contramão da medicalização soberana, a desprescrição tem como objetivo ajudar a pessoa a interromper tratamentos considerados iatrogênicos (Barbosa et al., 2021).

Muitas vezes, a desprescrição ainda é dificultada pela falta de conhecimento ou percepção do paciente acerca dos comprometimentos relacionados ao uso do medicamento, caso em que, por conseguinte, ele não deseja interromper sua utilização.

É um movimento que exige do médico tanto vastos conhecimentos das propriedades, riscos e problemas na suspensão dos medicamentos quanto habilidade para reconhecer seu paciente e todo o contexto que será atingido com essa medida. Entender como o paciente percebe o adoecimento, a doença, suas crenças e valores faz com que sejam mobilizadas emoções adequadas ao estabelecimento de um diálogo construtor de confiança, sem a qual não haverá adesão ao plano de desprescrição do medicamento que o profissional deseja interromper.

Carrió (2012), em sua publicação *Entrevista clínica: habilidades de comunicação para profissionais de saúde*, ressalta que é importante para o profissional de saúde questionar o paciente sobre as desvantagens da utilização do fármaco em questão. Dessa maneira, a crença de que existam apenas pontos favoráveis é desconstruída e torna-se possível a construção de uma nova postura e até mesmo de uma nova relação do paciente com o medicamento.

Barbosa et al. (2021) expõem que, caso o paciente se mostre resistente ao abandono do medicamento, esse pode ser um sinal de que a motivação para o abandono ainda não está sedimentada. Quando isso ocorre, o profissional de saúde deve respeitar o tempo de absorção das informações e auxiliar o paciente em seu próprio tempo.

Ainda, Barbosa et al. (2021) concordam com Carrió (2012) sobre a importância de ter em mente algumas ferramentas que possam manter a comunicação efetiva, como manter a fala calma, pausada e em tom baixo, sentar-se com o tronco levemente inclinado em direção ao paciente e escolher frases curtas e sem jargões médicos.

É indispensável que seja explicado ao paciente como se dará a retirada do medicamento, qual a opção para a redução da dose ou da frequência de uso, quais alternativas existem e podem ser utilizadas para a substituição do medicamento a ser abandonado, se existem sintomas de abstinência e como o paciente pode manejá-los (Pottie et al., 2018).

Todos os profissionais prescritores devem proceder a essas abordagens preventivas de iatrogenias e promotoras de saúde por meio da desprescrição e, consequentemente, da desmedicalização.

3.5.2 Desmedicalização e a interprofissionalidade

A medicalização tem como referência clássica a medicina, que se constitui na primeira e mais poderosa profissão do campo da saúde, porém, atualmente, devemos estender o mesmo processo para um sentido mais amplo, relacionado à aplicação de saberes e práticas das várias profissões de saúde (Tesser; Pezzato;

Silva, 2015). Devemos entender *medicalização* como um termo que engloba a psicologização, a nutricionalização etc.

A medicalização deve ser analisada e contextualizada, pois pode ser vantajosa ou desvantajosa, pode ser desfeita (como aconteceu em 1973, quando houve a retirada do termo *homossexualismo* do DSM II – Manual Diagnóstico e Estatístico de Transtornos Mentais), pode ser indesejável, como em adoecimentos banais (resfriados), ou mesmo funesta, como no nascimento, que no Brasil é convertido em cesárea em mais de 90% dos casos nos serviços privados e em mais de 50% no SUS, com índices alarmantes de violência obstétrica (Sens; Stamm, 2019; Fiocruz, 2014).

É preciso lembrar que a medicalização tem como principal consequência indesejável a promoção da chamada *iatrogenia cultural*, que se instala com a redução da autonomia relativa do indivíduo, aliada à geração ou ao aumento da dependência para com o cuidado heterônomo (manejado pelo curador ou terapeuta). Tanto esse aumento da dependência para o cuidado quanto a redução da autonomia do indivíduo podem ocorrer em abordagens clínicas orientadas por um saber suficientemente especializado em cuidado à saúde-doença, independentemente de ser ou não referenciado na medicina (ou em outras profissões de saúde).

Tesser e Dallegrave (2020) afirmam que quaisquer saberes e técnicas usados no cuidado clínico devem ser examinados quanto ao seu efeito medicalizante ou desmedicalizante.

Profissionais e serviços de saúde devem funcionar como ferramentas de cura/cuidado em condições que ultrapassem a competência autônoma, oferecendo acompanhamento em situações mais graves e/ou crônicas, porém sempre objetivando a construção de uma autonomia progressiva, ou apenas agindo como aconselhadores comprometidos com o desenvolvimento da autonomia e da liberdade de seus pacientes (Nogueira, 2003).

É importante perceber que a medicina ocidental tem características em sua estrutura de saberes, em sua lógica de operação, nos valores incorporados em suas técnicas e na tradição de seu ensino e prática social (influenciados pelo Relatório Flexner, citado anteriormente – modelo flexneriano) que a tornam tendencialmente medicalizante.

Tendencialmente, mas não obrigatoriamente, uma vez que é o profissional que se utiliza desses saberes que pode desmedicalizar o conhecimento em sua prática profissional. A maior ferramenta de medicalização e desmedicalização de qualquer terapia ou processo de cuidar é o próprio profissional de saúde, como apontam diversos autores (Tesser, 2012, 2019, 2020; Tesser; Norman, 2020, 2021; Schopf et al., 2022).

O contexto da Atenção Primária à Saúde (APS) e sua proximidade com a chamada *medicina de família*, especialidade que foi berço da chamada *prevenção quaternária à saúde*, proporcionam uma comunicação diferenciada entre os profissionais de suas equipes, principalmente no âmbito da Estratégia Saúde da Família (ESF), e facilitam a análise multifatorial dos processos de adoecimento da população, fato que pode desmedicalizar o atendimento.

Outras estratégias que são consideradas como desmedicalizantes podem ser citadas no contexto da APS, como a utilização das práticas integrativas e complementares em saúde (PICS), que foram implantadas pelo Ministério da Saúde em 2006 por meio da Política Nacional de Práticas Integrativas e Complementares (PNPIC) (Brasil, 2006b).

Várias PICS têm potencial para serem utilizadas como prática desmedicalizante, ao estimularem o autocuidado e contribuírem na redução de excessos da biomedicina e da consequente sobremedicalização do sofrimento humano.

Assim, estimular a interdisciplinaridade das equipes de saúde pode ampliar eticamente as alternativas e os diálogos sobre os planos terapêuticos, otimizando o centramento do cuidado no usuário e o estímulo à autocura, desmedicalizando e, por conseguinte, promovendo a prevenção quaternária em saúde.

Para saber mais

A PNPIC, implantada pelo Ministério da Saúde, apresenta inúmeras estratégias para o contexto da APS que são consideradas desmedicalizantes, ou seja, tem uma perspectiva que fomenta a autonomia do paciente e diminui sua submissão inquestionável aos profissionais de saúde e aos tratamentos farmacológicos impostos unilateralmente.

São abordagens construídas com o paciente na condição de ator de seu tratamento, empoderando-se de sua saúde.

As estratégias descritas na PNPIC são: medicina tradicional chinesa/acupuntura (tratamento com a inserção de agulhas muito finas nos meridianos em que há fluxo do *chi* – energia do corpo); homeopatia; plantas medicinais e fitoterapia (uso de plantas medicinais em diversas formas farmacêuticas, como chás); termalismo social/crenoterapia (diferentes maneiras de uso de águas minerais); medicina antroposófica (basicamente a medicina que reúne todas essas práticas integrativas no tratamento do paciente).

Atualmente, no Brasil, existem diversas unidades de saúde que têm estratégias integrativas implantadas e oferecem esses serviços à população.

Confira mais detalhes no *link* indicado a seguir.

> BRASIL. Ministério da Saúde. Secretaria de Atenção à Saúde. Departamento de Atenção Básica. **Política Nacional de Práticas Integrativas e Complementares no SUS**: PNPIC-SUS. Brasília: Ministério da Saúde, 2006. Disponível em: <https://bvsms.saude.gov.br/bvs/publicacoes/pnpic.pdf>. Acesso em: 10 ago. 2023.

Síntese

Neste capítulo, apresentamos importantes conceitos acerca da medicalização da saúde, para proporcionar o embasamento necessário para a construção de um pensamento crítico.

Levantamos importantes discussões sobre os aspectos éticos e legais do trabalho em saúde. Identificamos como os aspectos bioéticos são utilizados como ferramentas para a prevenção quaternária, principalmente quando se estabelece a realidade do trabalho interprofissional na saúde.

Descrevemos e exemplificamos alguns dilemas éticos presentes na assistência à saúde contemporânea e caracterizamos a ocorrência de iatrogenias na atenção à saúde.

Ainda, identificamos como a interprofissionalidade pode ser uma ferramenta de desmedicalização, sobretudo na APS, pelo fato de mesclar diferentes saberes e olhares acerca dos indivíduos e seus processos de adoecimento.

Questões para revisão

1. Assinale a alternativa que apresenta o exemplo mais comum e famoso de sobremedicalização:
   a) Vacinas.
   b) Sobrediagnóstico.
   c) Exames de glicose para controle de pacientes diabéticos.
   d) Mamografias em mulheres que perceberam alterações ou nódulos em suas mamas.
   e) Nenhuma das alternativas anteriores.

2. Assinale a alternativa que apresenta a correta descrição de sobrediagnóstico:
   a) Pessoas sintomáticas que são diagnosticadas por dois médicos diferentes para a mesma queixa.
   b) Quando o médico ou profissional de saúde prescreve dois ou mais medicamentos para o mesmo sintoma.
   c) Quando um paciente paliativo (ou terminal) faz mais exames de investigação.
   d) Pessoas sem sintomas que fazem exames de *check-up*.
   e) Pessoas sem sintomas que são diagnosticadas por meio de um simples achado de imagem ou de laboratório que a princípio não acarretaria sintomas ou danos.

3. Conrad (2007) descreveu três dimensões da medicalização. Quais são elas?
   a) Médica, cirúrgica e clínica.
   b) Conceitual, racional e estrutural.
   c) Estrutural, institucional e interacional.
   d) Conceitual, institucional e interacional.
   e) Farmacológica, terapêutica e de discurso.

4. Descreva, com suas palavras, o que você entende por *medicalização*.

5. Qual é o objetivo principal da desprescrição?

Questões para reflexão

1. A sociedade atual destaca a necessidade de sermos todos saudáveis, por meio do alinhamento do discurso de diversos atores sociais (profissionais de saúde, políticas públicas, mídias, indústrias das mais diversas áreas, como a farmacêutica, de suplementos e até mesmo a alimentar). Exemplifique como cada um desses atores sociais promovem esse movimento.

2. Analise os conceitos de medicalização e sobremedicalização e identifique suas principais diferenças.

3. A chamada *medicalização do sofrimento*, abordada por diversos autores, está intimamente relacionada com qual especialidade médica? Por que você constatou isso?

4. Quais são os principais entraves para a desprescrição?

5. Como se dá a relação entre interprofissionalidade, APS e desmedicalização? Você enxerga outros cenários além da APS para essa relação permanecer?

Capítulo 4
Prevenção quaternária e o cuidado à saúde na Atenção Primária à Saúde

Andréa Cristina de Morais Chaves Thuler

Conteúdos do capítulo:

- Determinantes do processo saúde-doença.
- Níveis de prevenção à saúde: primário, secundário, terciário e quaternário.
- Organização da atenção à saúde.
- Necessidades de saúde e a gestão do cuidado.
- Atenção Primária à Saúde (APS) como eixo estrutural da atenção à saúde.

Após o estudo deste capítulo, você será capaz de:

1. identificar os determinantes do processo saúde-doença;
2. reconhecer os níveis de atenção à saúde com enfoque na APS;
3. identificar os elementos da organização da APS;
4. compreender a finalidade da APS e a forma como se organiza para responder às necessidades de saúde;
5. identificar convergências e divergências da prevenção quaternária na APS.

Este capítulo compreende a abordagem dos aspectos teóricos conceituais e de tópicos fundamentais para a compreensão do processo saúde-doença e seus determinantes, dos níveis de prevenção à saúde, da organização da atenção à saúde, da gestão do cuidado e da Atenção Primária à Saúde (APS) como eixo estrutural da atenção à saúde.

No decorrer do capítulo, vamos propor atividades que têm como objetivo promover a reflexão sobre os tópicos apresentados, com a ideia de problematizar alguns pontos e propiciar a aproximação de conceitos centrais.

Questões para reflexão

1. Para você, o que é saúde?
2. O que significa estar doente?

4.1 Determinantes do processo saúde-doença

A definição de *saúde* vem sofrendo mudanças ao longo do tempo. Em 1948, a saúde foi definida pela Organização Mundial de Saúde (OMS) como "estado de completo bem-estar físico, mental e social" (OMS, 1978, p. 1). Outra definição é a que está presente na Lei Orgânica de Saúde (LOS) – Lei n. 8.080, de 19 de setembro de 1990 (Brasil, 1990a) –, que vai além da apresentada pela OMS:

> Art. 3º Os níveis de saúde expressam a organização social e econômica do País, tendo a saúde tem como determinantes e condicionantes, entre outros, a alimentação, a moradia, o saneamento

básico, o meio ambiente, o trabalho, a renda, a educação, o transporte, o lazer e o acesso a bens e serviços essenciais.

A doença, ou seja, o estado que se instaura quando não há saúde, é classificada pela epidemiologia como doenças infecciosas, não infecciosas e agravos à integridade física (Rouquayrol; Gurgel, 2017).

O processo saúde-doença é a forma como o ser humano busca o atendimento às suas necessidades, variando de acordo com a cultura e o momento em que está vivendo (Rouquayrol; Gurgel, 2017).

4.1.1 História natural da doença

História natural da doença é a denominação dada ao conjunto de processos interativos entre os agentes infecciosos, o hospedeiro da doença, o meio ambiente e o processo de desenvolvimento da doença; assim, é possível entender os métodos para prevenção e controle das doenças (Rouquayrol; Almeida Filho, 2003).

O processo saúde-doença divide-se em dois períodos sequenciais: **pré-patogênico**, também conhecido como *período epidemiológico*, que considera a interação entre os fatores do agente, do hospedeiro e do ambiente; e **patogênico**, que diz respeito ao momento em que o hospedeiro manifesta os sinais ou sintomas e ocorre o início do tratamento. Conforme a Figura 4.1, o período pré-patogênico possibilita ações de promoção e proteção à saúde, enquanto o patogênico compreende a prevenção secundária e terciária (Rouquayrol; Almeida Filho, 2003).

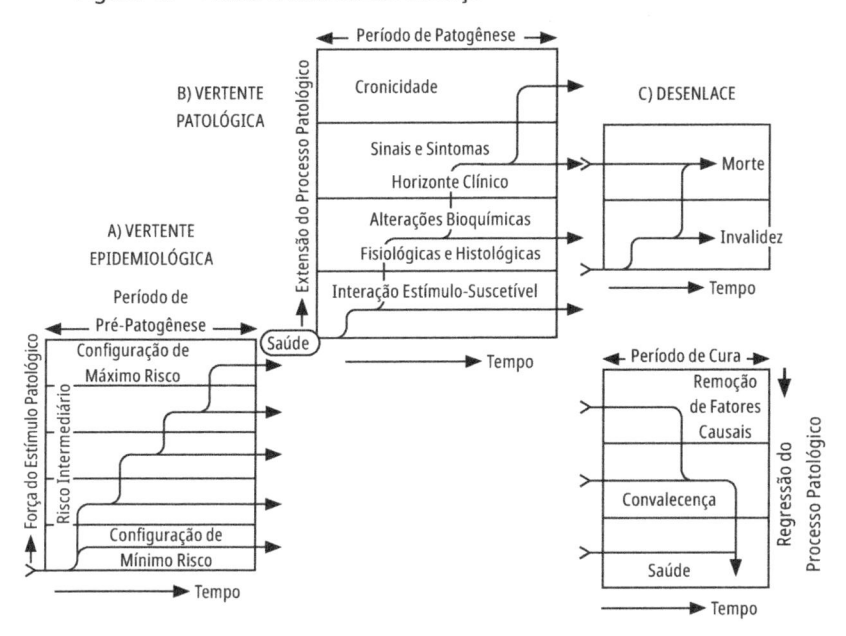

Figura 4.1 – História natural da doença

```
                              ← Período de Patogênese →
         B) VERTENTE              Cronicidade                C) DESENLACE
         PATOLÓGICA
                                  Sinais e Sintomas
                                  Horizonte Clínico                    → Morte
    A) VERTENTE                   Alterações Bioquímicas
    EPIDEMIOLÓGICA                Fisiológicas e Histológicas          → Invalidez
       Período de                 Interação Estímulo-Suscetível        → Tempo
       Pré-Patogênese      Saúde
       Configuração de                          → Tempo       ← Período de Cura →
       Máximo Risco                                               Remoção
                                                                  de Fatores
                                                                  Causais

                                                               Convalecença

       Configuração de
       Mínimo Risco                                            Saúde
       → Tempo                                                  → Tempo
```

Fonte: Rouquayrol; Almeida Filho, 2003, p. 21.

Na organização sugerida pelo modelo da história natural da doença, é possível observar os diferentes níveis de complexidade e apresentar as diversas possibilidades de prevenção e promoção da saúde, como parar a transmissão, deter a transmissão, impedir o caso e possibilitar vida com qualidade (Rouquayrol; Almeida Filho, 2003).

Determinação do processo saúde-doença

A saúde tem como determinantes e condicionantes a alimentação, a moradia, o saneamento básico, o meio ambiente, o trabalho, a renda, a educação, a atividade física, o transporte, o lazer e o acesso aos bens e serviços essenciais (Brasil, 1990a).

Podemos perceber que os determinantes sociais são de grande importância para os fatores relacionados casualmente com a produção de doenças. Cabe lembrar que esses fatores variam conforme o tempo, o lugar e a cultura. Assim, torna-se necessário que as redes de apoio sejam planejadas de acordo com a necessidade da população de determinado território (Rouquayrol; Almeida Filho, 2003).

Para saber mais

Faça a leitura do texto de Pedro Carrapato, Pedro Correia e Bruno Garcia, *Determinante da saúde no Brasil: a procura da equidade na saúde*. Nesse texto é possível identificar quais são os determinantes da saúde de maior impacto na saúde da população brasileira.

CARRAPATO, P.; CORREIA, P.; GARCIA, B. Determinante da saúde no Brasil: a procura da equidade na saúde. **Saúde e Sociedade**, v. 26, n. 3, p. 676-689, jul./set. 2017. Disponível em: <https://www.scielosp.org/article/sausoc/2017.v26n3/676-689/>. Acesso em: 5 jul. 2023.

Questão para reflexão

3. O que é prevenção?

4.2 Níveis de prevenção à saúde: primário, secundário, terciário e quaternário

Após a Carta de Ottawa – documento apresentado na Primeira Conferência Internacional sobre Promoção da Saúde, realizado em Ottawa, Canadá, em novembro de 1986 (WHO, 1986) –, estabeleceram-se como propósitos a promoção da saúde e a prevenção de enfermidades. Dessa forma, encontrar um equilíbrio entre a prevenção e o tratamento tornou-se um desafio para os profissionais de saúde na APS (Brasil, 2013).

Para acabar com a evolução de uma doença, os profissionais de saúde devem realizar a conscientização da comunidade envolvida (Rouquayrol; Almeida Filho, 2003). Podemos então definir que prevenção é todo ato que tem impacto na redução da mortalidade e da morbidade das pessoas (Brasil, 2013).

Com o estudo da história natural da doença, a prevenção pode ser realizada em qualquer período em que a doença se manifeste. Ela é classificada como primária, secundária, terciária e quaternária (Rouquayrol; Almeida Filho, 2003).

4.2.1 Prevenção primária

A prevenção primária tem como objetivo impedir as causas e os fatores de risco, seja de forma individual, seja de forma coletiva, antes mesmo do desenvolvimento da patologia. Inclui promoção da saúde (por exemplo, moradia adequada, escolas, alimentação adequada, educação em todos os níveis) e proteção específica (por exemplo, imunização, orientação de atividade física para diminuir a chance de desenvolvimento de obesidade) (Rouquayrol; Almeida Filho, 2003; Brasil, 2010b).

4.2.2 Prevenção secundária

Prevenção secundária é a ação realizada para detectar um problema já sob ação do agente patogênico. Inclui diagnóstico precoce (por exemplo, inquéritos para descoberta de casos na comunidade, exames periódicos individuais, para detecção precoce de casos) e limitação de incapacidade (por exemplo, evitar futuras complicações, evitar sequelas) (Rouquayrol; Almeida Filho, 2003).

4.2.3 Prevenção terciária

Prevenção terciária é a intervenção que tem como propósito diminuir em um indivíduo ou uma população os danos consequentes de uma determinada patologia aguda ou crônica, incluindo a reabilitação (por exemplo, prevenir complicações do diabetes, reabilitar paciente após infarto agudo do miocárdio – IAM ou acidente vascular cerebral, fisioterapia, terapia ocupacional, emprego para o reabilitado) (Rouquayrol; Almeida Filho, 2003; Brasil, 2010b).

4.2.4 Prevenção quaternária

Segundo Tesser (2012, p. 416), a prevenção quaternária consiste em "prevenir a hipermedicalização do cuidado e evitar intervenções desnecessárias, reduzindo danos, por meio de técnicas e práticas qualificadas e personalizadas de cuidado".

A prevenção de doenças compreende três categorias:

a) **Manutenção de baixo** risco tem por objetivo assegurar que as pessoas de baixo risco para problemas de saúde permaneçam com essa condição e encontrem meios de evitar doenças.

b) **Redução de risco** foca nas características que implicam risco de moderado a alto, entre os indivíduos ou segmentos da população, e busca maneiras de controlar ou diminuir a prevalência da doença.

c) **Detecção precoce** visa estimular a conscientização dos sinais precoces de problemas de saúde – tanto entre usuários leigos como em profissionais – e rastrear pessoas sob risco de modo a detectar um problema de saúde em sua fase inicial, [...]. (Brasil, 2010b, p. 15, grifo do original)

Para saber mais

Para aprofundamento nos conceitos básicos de saúde, doença e promoção, sugerimos a leitura do texto indicado a seguir, de Dina Czeresnia.

CZERESNIA, D. O conceito de saúde e a diferença entre prevenção e promoção. In: CZERESNIA, D.; FREITAS, C. M. (Org.). **Promoção da saúde**: conceitos, reflexões, tendências. Rio de Janeiro: Ed. da Fiocruz, 2003. p. 39-53. Disponível em: <http://www2.fct.unesp.br/docentes/geo/raul/biogeografia_saude_publica/aulas%202014/1%20-%20conceito%20de%20sa%FAde.pdf>. Acesso em: 5 jul. 2023.

> **Questão para reflexão**
> 4. A organização dos serviços de saúde é responsabilidade apenas da esfera municipal?

4.3 A organização da atenção à saúde

A organização da atenção à saúde é definida como a estratégia para o cuidado integral, centrado nas necessidades da saúde da população. As Redes de Atenção à Saúde (RAS) são formadas por ações e serviços de saúde com diferentes formatos tecnológicos e missões assistenciais, vinculados de forma complementar e com base territorial, e com diversos atributos, entre eles a atenção básica, que é a porta de entrada do Sistema Único de Saúde (SUS), formada por equipe multidisciplinar, integrando, coordenando o cuidado e atendendo às necessidades de saúde das pessoas de seu território, de acordo com a Portaria n. 2.436, de 21 de setembro de 2017 (Brasil, 2017).

A organização das ações e dos serviços de saúde deve ser realizada de forma solidária e participativa entre as esferas federal, estadual e municipal. A rede que compõe o SUS é ampla e abrange os serviços de atenção primária, média e alta complexidades, os serviços de urgência e emergência, a atenção hospitalar, as ações e serviços das vigilâncias epidemiológica, sanitária e ambiental e assistência farmacêutica (Portaria n. 2.436/2017).

A atenção integral diz respeito ao atendimento das necessidades individuais de forma ampliada, transformadora, centrada no indivíduo, envolvendo a valorização do cuidado e o acolhimento (Fontoura; Mayer, 2006).

O cuidado envolve a consulta e uma relação de colaboração entre a equipe e o usuário, trazendo a este a chance de construção da autonomia. Suas necessidades, demandas e valores passam a ser um objeto central das ações da equipe (Werneck; Faria; Campos, 2009). A prática de atenção integral deve fazer parte da rotina dos profissionais de saúde em todos os atendimentos que são realizados, com o objetivo de prestar uma assistência qualificada, respeitando-se direitos e valores. A integralidade é a base para a qualidade dos serviços de promoção, prevenção, recuperação e reabilitação (Fontoura; Mayer, 2006).

4.3.1 Linhas de cuidado

O modelo organizacional para o atendimento de saúde da população deve ser aquele que promova a equidade e a integralidade da atenção. As linhas de cuidado foram construídas com base na atenção básica e são compostas por ações de promoção, prevenção, tratamento e reabilitação. Pressupõem um conjunto de ações orientadas pelas necessidades de saúde, voltadas para as populações (indígenas, quilombolas); para as diferentes fases da vida (criança, adolescente, idoso); para os tipos de gênero (saúde do homem, saúde da mulher); para as patologias e doenças crônicas (tuberculose, hipertensão, diabetes); e para eventos como a gestação (Brasil, 2010b).

Com a execução das linhas de cuidado, é possível a organização da atenção à saúde, evitando-se a quebra do cuidado; para isso, torna-se necessária a articulação entre os profissionais de saúde, tomando-se como prioridade a integralidade do cuidado.

Dessa maneira, é possível que ocorra a programação local de cada diretriz de saúde de acordo com as prioridades de cada região (Brasil, 2010b).

> **Para saber mais**
>
> Assista ao vídeo indicado a seguir, do Ministério da Saúde, e conheça as padronizações técnicas relativas à organização da oferta de ações de saúde na atenção básica.
>
> BRASIL. Ministério da Saúde. Secretaria de Atenção Primária à Saúde. **Linhas de cuidado.** Disponível em: <https://linhasdecuidado.saude.gov.br/portal/>. Acesso em: 5 jul. 2023.

4.4 Necessidades de saúde e a gestão do cuidado

Ao falarmos de necessidades de saúde, podemos dizer que elas podem ser divididas em quatro grandes conjuntos (Cecílio, 2009):

1. **Boas condições de vida**: esse conjunto pode ser entendido como os fatores do "ambiente", "externos", que determinam o processo saúde-doença, mas também pode incluir o acesso à água tratada, as condições de moradia e hábitos pessoais. De uma forma mais clara, seria a "forma como se vive".

2. **Tecnologia de saúde para melhorar e prolongar a vida**: é necessário que as tecnologias estejam à disposição da população conforme sua necessidade, independentemente de sua complexidade. Assim, o diagnóstico precoce de diabetes é tão

importante para determinada pessoa, em dado momento de sua vida, quanto o acesso a um exame de tomografia para outra.

3. **Criação de vínculos**: o vínculo entre o profissional de saúde e o usuário é fundamental para uma relação de confiança e significa algo como uma relação contínua, pessoal e intransferível.

4. **Autonomia ao levar a vida**: a necessidade de informação e educação em saúde faz parte do processo de construção de autonomia, isto é, a partir do acesso a informações, o usuário poderia alterar seu sentido de vida e seu modo de viver.

E a gestão de cuidado? Podemos defini-la como "a ação, o pensar e a decisão" que levam, consequentemente, a "fazer acontecer e obter resultados que podem ser definidos, previstos, analisados e avaliados" (Mororó et al., 2017, p. 324).

Dessa forma, podemos entender a gestão do cuidado em saúde como a disponibilização de tecnologias de saúde, considerando-se as necessidades peculiares das pessoas, nos momentos distintos de sua vida, com o objetivo de promover bem-estar, segurança e autonomia. A gestão do cuidado é realizada em seis dimensões: individual, familiar, profissional, organizacional, sistêmica e societária (Cecílio, 2011).

A **dimensão individual** da gestão do cuidado em saúde envolve, segundo Cecílio (2011, p. 589), "'O cuidar de si', no sentido de que cada um de nós pode ou tem a potência de produzir um modo singular de 'andar a vida', fazendo escolhas, 'fazendo da vida uma obra de arte'".

A **dimensão familiar** da gestão do cuidado "assume importâncias diferentes em momentos diferentes da vida das pessoas" e tem como atores "pessoas da família, os amigos e os vizinhos" (Cecílio, 2011, p. 591). Isso quer dizer que essa dimensão assumirá crescente importância para as pesquisas e serviços de saúde em razão do acelerado envelhecimento da população (Cecílio, 2011).

A **dimensão profissional** do cuidado refere-se ao encontro entre os profissionais e os usuários e está orientada por três elementos, de acordo com Cecílio (2011):

a) a competência técnica do profissional, ou seja, em virtude de sua experiência e formação, ele tem a capacidade de resolver e dar resposta aos problemas;
b) a postura ética do profissional em atender, conforme suas condições reais de trabalho, da melhor forma possível;
c) a capacidade do profissional de construir vínculo com quem precisa de seus cuidados.

Por sua vez, a **dimensão organizacional** do cuidado é realizada nos serviços de saúde, sendo representada por trabalho em equipe, atividades de coordenação e comunicação, além da função gerencial (Cecílio, 2011).

A **dimensão sistêmica** da gestão do cuidado corresponde à construção das conexões regulamentadas nos serviços de saúde, isto é, são as "redes" ou "linhas de cuidado", para que possa ocorrer o atendimento de maneira integral ao usuário (Cecílio, 2011, p. 591).

Já a **dimensão societária** da gestão do cuidado em saúde consiste na "dimensão mais ampla da gestão do cuidado, ou seja, é nela que se aprecia como cada sociedade produz cidadania, direito à vida e o acesso a toda forma de consumo que contribua para uma vida melhor" (Cecílio, 2011, p. 592).

Figura 4.2 – Elementos presentes nas várias dimensões da gestão do cuidado em saúde

Dimensão da gestão do cuidado	Atores ou protagonistas	Principais elementos: a lógica da dimensão
Individual	Cada um de nós.	Cuidar de si. Autonomia. Escolha.
Familiar	Família. Ciclo de amigos. Vizinhos.	Apoio. Proximidade. Mundo da vida.
Profissional	Profissionais de saúde. O Médico.	O preparo técnico. Ética. Vínculos.
Organizacional	A equipe de saúde. O gerente.	Div. Téc. do trabalho. Coordenação.
Sistêmica	Os gestores.	Linhas ou redes de cuidado. Financiamento.
Societária	O "Estado". A "Sociedade Civil".	Políticas sociais.

Fonte: Cecílio, 2011, p. 592.

4.5 Atenção Primária à Saúde como eixo estrutural da atenção à saúde

A atenção Primária à Saúde (APS) tem como estratégia a organização do sistema de saúde e objetiva atender às necessidades da população. Quando existe a organização dos serviços, é possível contribuir para a melhoria da atenção à saúde da população e a eficiência do sistema (Starfield, 2004).

Durante os anos 1990, com a regulamentação do SUS, fundamentado na universalidade, na equidade e na integralidade e nas diretrizes organizacionais de descentralização e participação social, introduziu-se o termo *atenção básica em saúde*, que corresponde à finalidade de realizar atividades individuais e coletivas direcionadas ao primeiro nível, isto é, voltadas à promoção da saúde, à prevenção de agravos, ao tratamento e à reabilitação (Giovanella et al., 2009).

Implementar a rede de APS requer a construção de sistemas de saúde com direcionamento ao usuário e que atendam a todas as necessidades de saúde da população. Essa atuação é condição para que a APS não se resuma somente ao primeiro nível, mas seja a base para toda a atenção, contemplando aspectos biológicos, psicológicos e sociais, incidindo sobre problemas coletivos nos diversos níveis de determinação dos processos saúde-doença, promovendo a saúde (Giovanella et al., 2009).

A inserção da rede de serviços sob o ponto de vista da APS demonstra a existência de um serviço como porta de entrada, a garantia de acesso aos diversos níveis de atenção por meio de procedimentos que associem as ações e os serviços necessários para resolver necessidades, assegurando o cuidado contínuo. Integração, coordenação e continuidade são processos que em conjunto se expressam em vários âmbitos: sistema, atuação profissional e experiência do paciente ao ser cuidado (Giovanella et al., 2009).

Quanto às normas legislativas, a Política Nacional de Atenção Básica (Pnab) propôs o reconhecimento dos aspectos estruturais das unidades de saúde como item necessário à realização das ações de atenção primária, sendo relevantes os ambientes, os equipamentos e os materiais que devem estar presentes em cada unidade de saúde para a realização das ações propostas, a composição da equipe multiprofissional e a garantia dos fluxos de referência e contrarreferência para os serviços especializados (Brasil, 2006a).

Síntese

Neste capítulo, vimos que a história natural da doença busca estabelecer ou reconhecer um conjunto de processos interativos dos diferentes fatores que explicam a ocorrência das doenças, além de observar os diferentes níveis de complexidade e apresentar as diversas possibilidades de prevenção e promoção da saúde, possibilitando uma vida com qualidade.

Para que seja possível a qualidade de vida, a promoção e a prevenção de doenças devem estar organizadas em níveis de prevenção, e a população necessita ser informada sobre qual serviço deve procurar de acordo com a evolução da doença.

Dessa forma, a atenção integral requer que o atendimento seja direcionado às demandas do usuário, mostrando a necessidade de participação deste no processo saúde-doença.

Questões para revisão

1. Segundo a Lei Orgânica de Saúde (LOS) – Lei n. 8.080/1990 –, qual é a definição de *saúde*?

2. Descreva as etapas sequenciais do processo saúde-doença.

3. A prevenção de doenças compreende quais categorias?
   a) Manutenção de baixo risco, redução de risco e detecção precoce.
   b) Manutenção da vida, redução de patologias e detecção precoce.
   c) Manutenção da vida, redução de diabetes e reformulação de ações.
   d) Manutenção de baixo risco, redução de estresse e detecção precoce.

4. Quais ações compõem as linhas de cuidado?
   a) Promoção, assistência, internamento e reabilitação.
   b) Promoção, assistência, internação em nível primário e reabilitação.
   c) Promoção, prevenção, tratamento e reabilitação.
   d) Assistência primária, assistência terciária e assistência quaternária.

5. Como podemos definir a atenção básica em saúde?
   a) São ações coletivas situadas no segundo nível, voltadas à prevenção de agravos, ao tratamento e à reabilitação.
   b) São ações individuais e coletivas situadas no primeiro nível, voltadas à promoção da saúde, à prevenção de agravos, ao tratamento e à reabilitação.

c) São ações individuais situadas no segundo nível, voltadas à promoção da saúde, à prevenção de agravos, ao ao tratamento e à reabilitação.

d) São ações individuais situadas no terceiro nível, voltadas à promoção da saúde, à prevenção de agravos, ao tratamento e à reabilitação.

Capítulo 5
Sistematização do cuidado para a promoção da saúde

Alessandra Vieira de Mello Bueno Machado

Conteúdos do capítulo:

- A evolução do cuidado em saúde.
- A enfermagem e a sistematização do cuidado.
- A atuação da enfermagem nas ações de promoção em saúde.
- Os instrumentos utilizados pela enfermagem para o cuidado em saúde.
- A integralidade do cuidado e o papel da enfermagem para a efetivação da prevenção quaternária.

Após o estudo deste capítulo, você será capaz de:

1. compreender a sistematização do cuidado de enfermagem para a efetivação de práticas para a promoção da saúde;
2. identificar as concepções de cuidado no contexto sócio-histórico;
3. reconhecer os aspectos que permeiam a sistematização do cuidado de enfermagem;
4. identificar a atuação do enfermeiro para a promoção da saúde;
5. entender os instrumentos utilizados pela enfermagem para o cuidado em saúde;
6. reconhecer a importância de extrapolar o âmbito curativo para o alcance da integralidade do cuidado.

O cuidado em saúde evoluiu concomitantemente com a evolução da própria humanidade, misturando-se com o contexto sócio-histórico, e foi por meio do cuidado em saúde que se garantiu a sobrevivência humana. Desde a Antiguidade as formas de cuidar foram modificadas, uma vez que, com a disseminação do conhecimento, o cuidado passou a estar cada vez mais ligado aos processos e princípios científicos, de forma a promover saúde, buscando-se assegurar um cuidado melhor, mais seguro e humano.

É nesse contexto de propagação do conhecimento científico que surge a necessidade de sistematizar o cuidado para cuidar melhor. Logo, a sistematização do cuidado em saúde é uma metodologia que organiza toda a operacionalização do cuidado a ser realizado em determinado contexto e na especificidade da enfermagem, de maneira a organizar o processo de trabalho executado pela equipe de enfermagem.

A Sistematização da Assistência em Enfermagem (SAE), regulamentada pelo Conselho Federal de Enfermagem (Cofen), por meio da Resolução n. 358, de 15 de outubro de 2009 (Cofen, 2009), reforça a importância de planejar o cuidado em enfermagem, uma vez que instrumentaliza o enfermeiro, por meio do processo de enfermagem, para a realização do cuidado, de modo a garantir um cuidado integral do ser humano, mediante a promoção e a proteção da saúde, o diagnóstico, o tratamento, a reabilitação da saúde de indivíduos, famílias e comunidades, extrapolando o âmbito curativo para a efetivação da prevenção quaternária (Oliveira et al., 2012).

Segundo Silva e Chirelli (2019), a implementação dessa regulamentação deve ocorrer em todas as áreas da assistência à saúde e em todas as instituições de saúde, públicas ou privadas, visto que é de suma importância planejar o cuidado em enfermagem a fim de nortear o trabalho do enfermeiro e atender aos princípios do Sistema Único de Saúde (SUS).

5.1 A evolução do cuidado em saúde

Existem diversas definições de *cuidado* na área da saúde e elas são embasadas por diferentes correntes teórico-filosóficas, influenciadas pela época, pelo desenvolvimento tecnológico e pela cultura de cada sociedade (Silva; Urasaki; Flores, 2018).

Podemos afirmar que o cuidado faz parte da biografia humana, pois somos seres que cuidam e que recebem cuidado (Almeida; Jacinto; Rodrigues, 2019), uma vez que o cuidado em saúde engloba diversas áreas inter-relacionadas do conhecimento que interagem no processo de viver, adoecer e morrer (Arruda, 2016).

Historicamente, o cuidado está intrinsecamente ligado ao desenvolvimento da humanidade e não era vinculado a uma profissão ou ofício, já que qualquer pessoa o exercia enquanto ajudava outra pessoa, assegurando, dessa forma, a manutenção e a continuidade da vida. Contudo, por milênios ele foi sendo transformado simultaneamente com as civilizações e considerado o elemento decisivo para garantir a evolução da espécie humana e sua sobrevivência no decorrer do tempo (Collière, 1989).

5.1.1 O cuidado na Antiguidade

Acredita-se que o termo *cuidado* tenha se originado com Hipócrates, considerado por muitos o pai da medicina, cujos estudos são datados do século V ou IV a.C. e ainda hoje influenciam o modo de exercer a medicina (Silva; Urasaki; Flores, 2018).

Ao fazermos um breve apanhado histórico, identificamos que no período anterior a Hipócrates existiam três formas distintas de cuidar. A primeira, denominada *cuidado espontâneo* ou *instintivo*, resultava de gestos simples e primitivos e permanece até os dias de hoje. É o caso, por exemplo, do cuidado oferecido por uma mãe que abraça seu filho projetando-o contra seu próprio corpo a fim de abrigá-lo do frio (Almeida; Jacinto; Rodrigues, 2019).

A segunda forma de cuidar, conhecida como *cuidado empírico*, consistia no uso de repetidas práticas que apresentavam alguns resultados benéficos em casos análogos, mas sem a preocupação de saber o porquê de essas ações terem essas qualidades particulares e promoverem a melhora do caso. Podemos citar, por exemplo, a situação em que se oferece chá de hortelã para melhorar desconfortos abdominais (Almeida; Jacinto; Rodrigues, 2019).

A terceira forma de cuidar, por sua vez, era o cuidado conhecido como *mágico-religioso*, baseado essencialmente nas crenças de que tanto a doença quanto a cura resultam de ação divina ou sobrenatural, e estava fortemente ligada a misticismo, superstições, espiritismo e magia. Por exemplo, a mulher em período menstrual não poderia molhar a cabeça sob o risco de adoecer mentalmente (Almeida; Jacinto; Rodrigues, 2019).

Hipócrates passa a atentar para a necessidade de modificar o pensamento mítico para o pensamento racional, por meio da compreensão dos fenômenos de saúde e doença, mediante a percepção das leis e dos ritmos normais da natureza, preocupando-se em observar o ser humano como dotado de uma existência dual, formada por corpo e espírito, ou seja, era uma visão holística do homem, surgindo, portanto, uma quarta forma de cuidar – os cuidados chamados *científicos*. Para Hipócrates, era necessário estudar e conhecer os órgãos e os sistemas para entender a doença e seu tratamento e, assim, cuidar de forma profissional e ética (Almeida; Jacinto; Rodrigues, 2019).

Esquematicamente, o método hipocrático baseava-se, essencialmente, em quatro princípios: 1) observar o doente em seu todo; 2) estudar o doente mais do que a doença; 3) fazer uma avaliação imparcial; 4) ajudar a natureza, isto é, o restabelecimento da saúde mediante o uso dos elementos naturais. Essa ideia de cuidado perdurou por toda a Antiguidade e acreditava-se que dessa forma seria possível libertar o doente da doença, do sofrimento, buscando-se fazer o bem pelo doente (Almeida; Jacinto; Rodrigues, 2019).

5.1.2 O cuidado na Era Medieval

Na Idade Média, surge o cuidado profissional com a difusão do cristianismo, alicerçado no paradigma da Igreja Católica, associado à construção de casas de saúde e hospitais para tratar os doentes, passando-se do cuidado até então domiciliar para o cuidado hospitalar.

Nasce, dessa maneira, um novo modo de cuidar, o qual visava prover conforto à alma dos enfermos e auxiliar no alcance da salvação divina por parte do cuidador, materializado por meio de preces, atos sacramentais como a extrema-unção, preparo de chás, lavar as roupas, tratar as feridas, dar banho, oferecer massagens, oportunizar higiene pessoal e do ambiente e, assim, garantir o conforto físico e espiritual a todos os enfermos (Almeida; Jacinto; Rodrigues, 2019; Silva; Urasaki; Flores, 2018).

5.1.3 O cuidado na Idade Moderna

O cuidado passa então a ser realizado também pelas mulheres, por meio das irmãs de caridade, desvinculando-se as práticas médicas das de enfermagem, uma vez que a população plebeia, marginalizada e carente era atendida geralmente em um lugar afastado da cidade pelas irmãs de caridade, enquanto os nobres contavam em seu domicílio com os cuidados à saúde prestados pelos médicos, os quais recebiam educação formal.

No Renascimento, no século XV, com a disseminação de novas doenças em virtude da intensificação das viagens marítimas continentais, oportunizadas pelo mercantilismo, e das guerras, que matavam milhares de homens, acontece uma transição na maneira de cuidar, visto que é necessário cuidar não somente da alma, mas também do corpo do doente. Ocorre, portanto, a substituição da assistência prestada com medidas naturais pelo uso de substâncias medicamentosas testadas e comprovadas cientificamente (Almeida; Jacinto; Rodrigues, 2019; Silva; Urasaki; Flores, 2018).

5.1.4 O cuidado na Idade Contemporânea

A partir do século XVIII, instaura-se o capitalismo e com ele a difusão do conhecimento científico, no qual se evidencia uma visão mecanicista do homem, levando à dissociação do corpo, em detrimento dos aspectos psicológicos, sociais, ambientais e espirituais do processo saúde-doença. Constitui-se, assim, o chamado *modelo biomédico* ou *tecnicista*, o qual valoriza sinais e sintomas para se chegar a um diagnóstico (Almeida; Jacinto; Rodrigues, 2019; Silva; Urasaki; Flores, 2018).

Após esse período, em meados do século XIX, surge a enfermagem moderna ou profissional, com Florence Nightingale, em Londres, onde é estabelecida uma escola para enfermeiras, o Hospital São Tomás, na intenção de tornar a profissão honrosa, com a substituição da prática empírica e sem fundamentação teórica por uma prática alicerçada em conhecimento científico, racional e sistematizada (Carlos; Germano, 2011).

Florence, em seu livro *Notas sobre enfermagem: o que é e o que não é* (Nightingale, 1989), diferencia o conhecimento da enfermagem e o da medicina e apresenta, com base em sua experiência prática, conselhos e observações fundamentados em seus conhecimentos técnicos e suas habilidades para cuidar dos pacientes, sendo a partir desse momento que a enfermagem começa a ganhar um caráter profissional e passa a ser disseminada em outros países (Alves et al., 2015; Alves et al., 2016).

Essa obra, datada de 1859 e constituída por 13 capítulos, expõe conceitos fundamentais de cuidado, sendo até hoje consultada e referenciada, além de servir como modelo teórico, não apenas para a enfermagem como também para outras profissões da saúde, pois nela são encontrados pressupostos básicos de como os cuidados devem ser oferecidos aos pacientes segundo o pensamento crítico, orientando-se que as enfermeiras coloquem sempre em primeiro lugar o bem-estar dos pacientes (Alves et al., 2016).

5.1.5 O cuidado no Brasil e definições de *cuidado*

No Brasil, desde o período colonial, os cuidados aos enfermos eram realizados por leigos, jesuítas e religiosos. Em geral, a enfermagem era exercida por analfabetos, normalmente escravos ou indivíduos de baixo nível social, como forma de penitência e arrependimento, nas Santas Casas de Misericórdia, destinadas ao acolhimento de pobres, órfãos e enfermos (Carlos; Germano, 2011).

Foi somente em 1922, na cidade do Rio de Janeiro, capital do país na época, que a enfermagem moderna foi introduzida por meio do convênio firmado pelo sanitarista Carlos Chagas, diretor do Departamento Nacional de Saúde Pública, que trouxe um grupo norte-americano de enfermeiras para fundar a Escola de Enfermeiras, posteriormente denominada Escola de Enfermagem Anna Nery, uma vez que, conforme mencionado, esse ofício estava sob a responsabilidade de leigos e à mercê do empirismo (Carlos; Germano, 2011).

Nessa mesma época, enfermeiras, especialmente americanas, alicerçadas em correntes filosóficas, propuseram as teorias de enfermagem, de modo a desenvolver a enfermagem como profissão na condição de ciência, disciplina e filosofia, com um corpo de conhecimentos próprios e voltado à multidimensionalidade do ser humano, olhando-o de forma holística, e cujas práticas de cuidado são de uma profissão em evolução, que tem como essência o cuidado humano e o cuidado do profissional de saúde (Lima et al., 2020).

Dessa forma, nasce a necessidade de definir o cuidado, e uma das diversas formas de defini-lo, segundo Souza et al. (2005, p. 269), é denotando que o cuidado abrange as esferas objetiva e subjetiva: a primeira "se refere ao desenvolvimento de técnicas e procedimentos", enquanto a segunda se baseia em "sensibilidade, criatividade e intuição para cuidar de outro ser".

Nessa perspectiva, Collière (1989, p. 29) argumenta: "Velar, cuidar, tomar conta, representa um conjunto de atos que têm por fim e função de manter a vida dos seres vivos com o objetivo de permitir reproduzirem-se e perpetuar a vida no grupo. Foi e será este o fundamento de todos os cuidados".

A autora francesa Marie-Françoise Collière (1989) considera que o ato de cuidar é individual que prestamos a nós próprios e é um ato de reciprocidade que somos levados a prestar a toda pessoa que tem necessidade de ajuda para assumir suas necessidades vitais.

Para a enfermeira canadense Irmã Marie Simone Roach (1993, p. 3, tradução nossa), entretanto, o cuidado é um fenômeno constitutivo básico da existência humana, pois ele é "culturalmente aprendido e a maneira como fomos cuidados ou expressamos cuidado influenciará nossa maneira de cuidar".

Leonardo Boff (1999), teólogo, escritor, filósofo e professor universitário brasileiro, por sua vez, define o ato de cuidar como inerente ao ser humano, pois somente por meio do cuidado é possível a existência humana, dado que essa ação se utiliza de atos de ocupação, preocupação, responsabilização e afeto com o outro, sendo a pura expressão da essência humana, já que "o cuidado somente surge quando a existência de alguém tem importância para mim e passo a dedicar-me a ele" (Boff, 1999, p. 2).

É nesse sentido que a enfermeira e professora brasileira Wanda de Aguiar Horta, nas décadas de 1960 e 1970, em sua teoria das necessidades humanas básicas, conceituou o processo da doença de acordo com as necessidades humanas básicas propostas pelo psicólogo norte-americano Abraham Harold Maslow, em 1943.

Maslow esquematizou, em forma de pirâmide hierárquica, as cinco necessidades básicas que um ser humano tem para atingir sua plena autorrealização, considerando que "cada ser humano esforça-se para satisfazer suas necessidades pessoais e profissionais", sendo que "as necessidades consideradas de nível mais baixo devem ser satisfeitas antes das necessidades de nível mais alto" (Periard, 2018), conforme ilustrado na figura a seguir.

Figura 5.1 – Pirâmide hierárquica das necessidades de Maslow

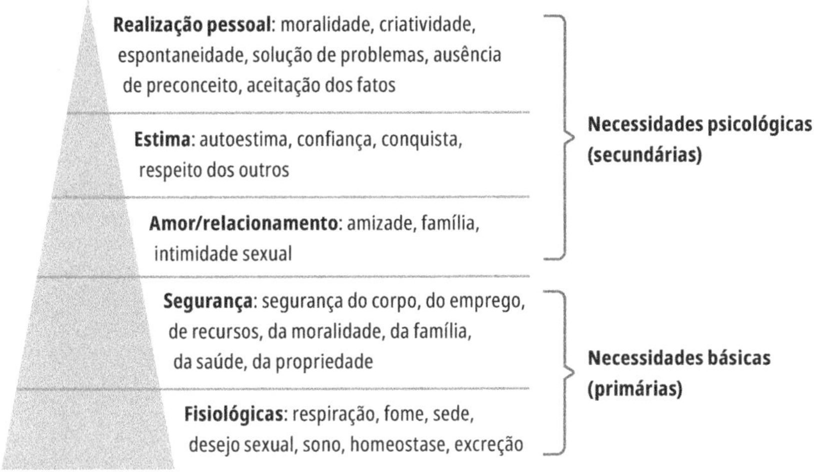

Realização pessoal: moralidade, criatividade, espontaneidade, solução de problemas, ausência de preconceito, aceitação dos fatos

Estima: autoestima, confiança, conquista, respeito dos outros

Amor/relacionamento: amizade, família, intimidade sexual

} **Necessidades psicológicas (secundárias)**

Segurança: segurança do corpo, do emprego, de recursos, da moralidade, da família, da saúde, da propriedade

Fisiológicas: respiração, fome, sede, desejo sexual, sono, homeostase, excreção

} **Necessidades básicas (primárias)**

Fonte: Elaborado com base em Periard, 2008.

Já a enfermeira Wanda Horta caracterizou o cuidado de enfermagem de acordo com três categorias: psicobiológicas, psicossociais e psicoespirituais, de modo a abranger as necessidades básicas do ser humano. Assim, para ela, cuidar significa auxiliar no autocuidado, assistir ao outro, auxiliar naquilo que ele não pode realizar, promover a independência e satisfazer as necessidades básicas (Ledesma-Delgado; Mendes, 2009).

Nesse sentido, o cuidado é sensível e desenvolvido para o ser humano em sua totalidade, complexidade e singularidade. Precisa, portanto, ser compartilhado e construído em parcerias entre profissionais, pessoas, família, comunidade, sociedade e Estado, devendo estar alicerçado nos pressupostos da valorização do cuidado em saúde centrado na pessoa, na integralidade, na interdisciplinaridade e na humanização (Machado et al., 2007).

Para saber mais

Sobre a origem da enfermagem, consulte os textos indicados a seguir. Nesses editoriais, o Conselho Regional de Enfermagem de Pernambuco (Coren-PE) faz uma breve retrospectiva do surgimento da enfermagem como profissão, passando pelos períodos históricos e culminando com a organização da enfermagem brasileira.

COREN-PE – Conselho Regional de Enfermagem de Pernambuco. **Origem da enfermagem**. Disponível em: <http://www.coren-pe.gov.br/novo/origem-da-enfermagem>. Acesso em: 11 jul. 2023.

COREN-PE – Conselho Regional de Enfermagem de Pernambuco. **Surgimento no Brasil**. Disponível em: <http://www.coren-pe.gov.br/novo/surgimento-no-brasil>. Acesso em: 11 jul. 2023.

Assista aos filmes indicados a seguir para saber mais sobre Florence Nightingale.

FLORENCE Nightingale. Direção: Darly Duke. EUA: Cypress Point Productions, 1985. 138 min.

FLORENCE Nightingale. Direção: Norman Stone. Reino Unido: BBC & Odyssey Networks, 2008. 65 min.

Conhecida como a pioneira da enfermagem moderna e tendo vivido na época vitoriana, Florence Nightingale foi uma mulher à frente de seu tempo e teve um papel importante na profissionalização da enfermagem, principalmente durante a Guerra da Crimeia, em que a enfermeira ficou conhecida

> como a Dama da Lâmpada, em razão de suas rondas noturnas para auxiliar os soldados, em que fazia uso de uma lamparina (Kauati, 2014).
>
> Em Londres, no Hospital Saint Thomas, existe um museu dedicado a Florence e você pode fazer uma breve visita virtual no endereço eletrônico indicado a seguir.
>
> FLORENCE NIGHTINGALE MUSEUM. Disponível em: <https://www.florence-nightingale.co.uk/>. Acesso em: 11 jul. 2023.

5.2 A enfermagem e a sistematização do cuidado

É no contexto descrito que nasce a enfermagem como profissão e, entre as diversas definições de *enfermagem*, Meleis (2012) afirma que a enfermagem é uma ciência humana, dirigida para a prática, com tradição de cuidar e orientada às questões de saúde, na qual o profissional interage com um ser humano em determinada situação de saúde/doença, no ambiente em que as interações entre profissional e paciente são organizadas em torno de um propósito, entendido como o processo de enfermagem para reparar, trazer ou facilitar a saúde.

A Resolução n. 564, de 6 de novembro de 2017, do Cofen (2017b), que aprova o novo Código de Ética dos Profissionais de Enfermagem, enfatiza que a enfermagem é uma profissão "comprometida com a produção e gestão do cuidado realizado nos diferentes contextos socioambientais e culturais em resposta às necessidades da pessoa, família e coletividade".

A Organização Mundial da Saúde (OMS), por sua vez, entende que a enfermagem abrange a assistência autônoma e colaborativa de seres humanos, doentes ou saudáveis, em todas as fases da vida, de todas as idades, grupos, famílias e comunidades e em todos os ambientes, incluindo a prevenção de doenças, a promoção da saúde e o cuidado de pessoas doentes, portadoras de necessidades especiais e no final da vida (WHO, 2022).

Nesse aspecto, o profissional de enfermagem deve atuar de maneira autônoma, em conformidade com os preceitos técnico-científicos, éticos, legais e teórico-filosóficos, e exercer suas atividades com competência para a promoção do indivíduo de forma integral, segundo os pressupostos da ética e da bioética (Cofen, 2017b).

Semelhantemente, esse profissional tem o dever de participar como integrante da equipe de enfermagem e de saúde na defesa das políticas públicas, destacando-se as ações de saúde que garantam o cumprimento dos pressupostos do SUS, quais sejam, a integralidade da assistência, a resolutividade, a participação da comunidade, a universalidade de acesso, a preservação da autonomia das pessoas, a hierarquização e a descentralização político-administrativa dos serviços de saúde (Cofen, 2017b).

O cuidado de enfermagem se fundamenta, portanto, no conhecimento próprio da profissão e nas ciências humanas, sociais e aplicadas e é realizado pelos profissionais em diversas esferas, ou seja, na prática social e cotidiana de assistir, ensinar, educar, gerenciar e pesquisar (Cofen, 2017b).

Para Santos (2006), o cuidado é o cerne do exercício profissional do enfermeiro e não se pode separar o cuidado humano do cuidado profissional. O primeiro se apresenta como comportamentos e ações formados por conhecimentos, habilidades e atitudes e que caracterizam a competência profissional e garantem a condição humana no processo de viver e morrer, enquanto o segundo envolve ética, princípios e valores e está centrado em leis e diretrizes, como a Lei do Exercício Profissional – Lei n. 7.498, de 25 de junho de 1986 (Brasil, 1986a) – e o Código de Ética dos Profissionais de Enfermagem (Cofen, 2017b).

É então por meio de ações de assistência que o cuidado se constitui como foco central da enfermagem, como objeto de estudo e como elemento central do exercício profissional da enfermagem. É teorizado, ensinado e aplicado por enfermeiros em todo o mundo, sendo concebido como um conjunto de técnicas e conhecimentos teóricos, e visa garantir a promoção de uma assistência integral, competente e responsável, ao ser estabelecido o processo de enfermagem (Ledesma-Delgado; Mendes, 2009).

5.2.1 O processo de enfermagem

A ideia de processo de enfermagem (PE) não é nova na profissão e remonta ao surgimento da enfermagem moderna, com Florence Nightingale e suas observações quanto ao ensino que os enfermeiros deveriam receber sobre como exercer o cuidar e como organizar o trabalho.

No Brasil, o PE foi introduzido em 1970 pela professora Wanda Horta, a qual sistematizou ações de cuidado de forma inter-relacionada, visando à assistência ao ser humano. Todavia, somente em 1986, com a Lei do Exercício Profissional da Enfermagem (Lei 7.498/1986), foram definidas a consulta e a prescrição da assistência de enfermagem como atividades exclusivas do enfermeiro, segundo o Conselho Regional de Enfermagem de São Paulo (Coren-SP, 2021).

Em 2009, o Cofen publicou a Resolução n. 358/2009, que dispõe sobre a Sistematização da Assistência de Enfermagem (SAE) e a implementação do PE em todos os ambientes em que ocorre o cuidado profissional de enfermagem, incluindo serviços ambulatoriais de saúde, domicílios, escolas, associações comunitárias, fábricas, entre outros.

De acordo com essa resolução, o PE deve ser realizado de modo deliberado e sistemático e organizado em cinco etapas inter-relacionadas, interdependentes e recorrentes, a saber: coleta de dados de enfermagem ou histórico de enfermagem; diagnóstico de enfermagem; planejamento de enfermagem; implementação; e avaliação de enfermagem, de modo a garantir um cuidado eficiente e seguro.

Assim, o bom uso do PE confere cientificidade à profissão, uma vez que se utiliza do método científico para a resolução de problemas, melhora a qualidade da assistência, favorece a visibilidade às ações de enfermagem e ressalta sua relevância na sociedade, além de individualizar e administrar o cuidado. Porém, a qualidade do cuidado depende também das competências intelectuais e interpessoais, além das técnicas utilizadas pelo enfermeiro (Coren-SP, 2021; Barros, 2022).

A seguir, descreveremos as etapas que compõem o PE.

Coleta de dados

A coleta de dados de enfermagem ou histórico de enfermagem refere-se a um processo sistemático e contínuo, realizado deliberadamente com o auxílio de métodos e técnicas variadas, cuja finalidade é a obtenção de informações sobre o indivíduo, a família ou a coletividade humana, bem como acerca de suas questões em um dado momento do processo saúde-doença (Cofen, 2009).

Essa etapa é o alicerce das fases subsequentes e engloba basicamente três atividades: a coleta de dados propriamente dita, a organização dos dados e a documentação das informações apreendidas, sendo utilizadas técnicas como entrevista, observação e exame físico. Daí a necessidade de que seja organizada e realizada com sequência lógica de perguntas e observações de modo a conferir validade, confiabilidade e relevância aos dados obtidos, os quais são decisivos para garantir a precisão dos diagnósticos de enfermagem e definir o sucesso das etapas subsequentes do PE (Coren-SP, 2021; Barros, 2022).

Para direcionar a coleta de dados, pode ser utilizado um instrumento como uma ferramenta de prática baseada em evidências. Além disso, o instrumento pode assegurar um histórico de enfermagem abrangente e o registro das informações em si (Pereira et al., 2017; Coren-SP, 2021).

A coleta de dados, se realizada com escuta qualificada e em ambiente privativo, favorece a formação do vínculo, visto que, durante a entrevista e no exame físico, o profissional investiga dados subjetivos (informações coletadas na entrevista a partir do relato do paciente, por meio da observação, do uso de perguntas ou de instrumentos validados cientificamente, e que necessitam da confirmação da pessoa) e dados objetivos, obtidos por meio dos sentidos (visão, audição, tato e olfato), analisados com base no conhecimento científico em enfermagem.

Os dados podem ser coletados por meio de exame físico (com a utilização de instrumentos, como estetoscópio, esfigmomanômetro, termômetro e balança, ou ainda por meio de palpação, percussão, ausculta, com qualidade e segurança na propedêutica de cada avaliação), de exames de imagem ou laboratoriais do paciente, a fim de identificar as possíveis intervenções e ações de cuidado a serem realizadas (Coren-SP, 2021; Barros, 2022).

Dessa forma, para realizar uma boa coleta de dados, de modo a obter informações fidedignas e de qualidade, o enfermeiro necessita de competências, conhecimentos científicos, habilidade técnica, habilidade interpessoal, habilidade de comunicação para a realização da anamnese, conhecimento sobre semiologia e semiotécnica para a realização do exame físico, raciocínio clínico, pensamento crítico e atitude profissional, ou seja, ele deve valer-se de todo o arcabouço teórico, legal e técnico apreendido (Coren-SP, 2021).

Diagnóstico

O diagnóstico de enfermagem concerne ao processo de interpretação e agrupamento dos dados coletados no histórico de enfermagem, mediante o uso do raciocínio clínico diagnóstico, e culmina com a tomada de decisão sobre os conceitos de diagnósticos de enfermagem que representam, com mais exatidão, as respostas da pessoa, da família ou da coletividade humana em dado momento do processo saúde-doença, os quais constituem a base para a seleção das ações ou intervenções de modo a garantir o alcance dos objetivos propostos e dos resultados esperados (Cofen, 2009).

Para a formulação do diagnóstico de enfermagem, deve ser utilizado um sistema de linguagem padronizada e específico da enfermagem, denominado *taxonomia*, como a Classificação de Diagnósticos de Enfermagem da North American Nursing Diagnosis Association International (Nanda-I); a Classificação Internacional para a Prática de Enfermagem (Cipe®), da qual posteriormente foi desenvolvida a Classificação Internacional para as Práticas de Enfermagem em Saúde Coletiva (Cipesc), um modelo prático voltado para a padronização das ações em saúde coletiva; a Classificação de Resultados de Enfermagem (NOC – Nursing

Outcome Classification); e as Classificações de Intervenções de Enfermagem (NIC – Nursing Intervention Classification) (Mata et al., 2012).

No entanto, também existem sistemas de classificação taxonômica que podem ser compartilhados com outros profissionais da saúde, como é o caso da Classificação Internacional de Funcionalidade e Saúde (CIF) e a Classificação Internacional de Atenção Primária (Ciap) (Coren-SP, 2021).

Planejamento

O planejamento de enfermagem consiste em um plano de metas para a determinação dos resultados que se espera alcançar e das ações ou intervenções de enfermagem que serão realizadas diante das respostas da pessoa, da família ou da coletividade humana em dado momento do processo saúde-doença, identificadas na etapa anterior (Cofen, 2009).

É por meio do planejamento que se pode direcionar o cuidado, promover a comunicação entre pacientes, familiares e demais membros da equipe e avaliar o cuidado prestado (Alfaro-Lefevre, 2014; Coren-SP, 2021), pois tanto a definição do resultado quanto a determinação da intervenção são configuradas com base nos diagnósticos de enfermagem selecionados.

Essa fase compreende priorizar os diagnósticos de enfermagem estabelecidos e determinar os resultados esperados e as intervenções de enfermagem, registrando-as devidamente nas prescrições de enfermagem, nas quais os dados devem ser completos, claros, precisos e baseados em evidências, para garantir a segurança do paciente, de forma individualizada, assegurando a integralidade do cuidado, uma vez que cada indivíduo é um ser único (Ballantyne, 2015).

Implementação

A implementação ou instrumentação, por sua vez, é a realização das atividades ou intervenções determinadas na etapa de planejamento de enfermagem (Cofen, 2009), baseadas em evidências, a partir do que foi prescrito pelo enfermeiro. Assim, o plano que foi desenvolvido durante o planejamento orienta o que será realizado na implementação, e é também nessa fase que ocorre o monitoramento dos pacientes para determinar as respostas às intervenções propostas, ou seja, é nesse momento que de fato as ações são realizadas (Coren-SP, 2021).

Essa etapa consiste na execução e no cumprimento, pela equipe de enfermagem (enfermeiro, técnico e auxiliar de enfermagem), das atividades prescritas na etapa anterior, isto é, da prescrição de enfermagem, colocando-se o plano de cuidados em ação (Coren-SP, 2021).

Avaliação

Finalmente, a avaliação de enfermagem enuncia o processo sistemático, contínuo e deliberado de investigação de transformações nas respostas do indivíduo, da família ou da coletividade humana em determinado período do processo saúde-doença, para averiguar se as atividades ou intervenções de enfermagem alcançaram o efeito esperado e apurar a necessidade de mudanças ou adaptações nas etapas do PE (Cofen, 2009).

Embora aqui descrita como a última etapa, a avaliação, também conhecida como *evolução de enfermagem*, deve ser realizada de forma contínua para aferir as respostas dos pacientes às intervenções de enfermagem implementadas, uma vez que os resultados da avaliação podem indicar a qualidade da assistência prestada e a melhoria da prática. Também é responsabilidade do enfermeiro ponderar se há necessidade de mudança ou manutenção dos diagnósticos e das intervenções propostas (Cofen, 2009).

A Figura 5.2, a seguir, demonstra as etapas do PE, bem como representa o caráter cíclico, interdependente, correlacionado e recorrente do PE conforme a Resolução n. 358/2009 do Cofen.

Figura 5.2 – Etapas do PE

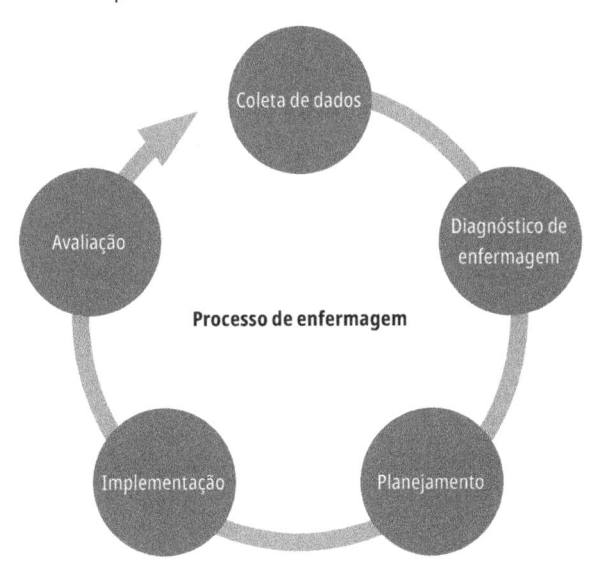

Processo de enfermagem

- Coleta de dados
- Diagnóstico de enfermagem
- Planejamento
- Implementação
- Avaliação

Ou seja, verifica-se que essas cinco etapas interdependentes do PE são essenciais para que haja uma assistência de qualidade e o cuidado profissional de enfermagem, cujo objetivo é determinar os problemas que necessitam desse cuidado profissional, aqueles pelos quais os enfermeiros são responsáveis.

Todavia, destaca-se que somente na Resolução n. 358/2009 do Cofen ocorreu a distinção entre SAE e PE. Indica-se que a SAE estabelece como o trabalho profissional deve ser realizado quanto a método, pessoal e instrumentos e que é por meio dela que se torna possível a operacionalização do PE, enquanto o PE é o instrumento metodológico que visa orientar o cuidado profissional de enfermagem, de forma sistematizada e inter-relacionada, além de subsidiar a documentação da prática profissional.

O cuidado sistematizado é imprescindível para uma assistência efetiva e de excelência, sendo que a implementação do PE contribui positivamente para a qualidade do cuidado, porquanto intensifica a organização e a estruturação do serviço. Isso posto, cabe ao enfermeiro, como responsável pela equipe de enfermagem, na operacionalização do PE, a responsabilidade de incentivar os colegas a executar o PE em sua totalidade; contudo, para que isso seja possível, o enfermeiro deve saber o que é o PE, como se promove sua operacionalização e qual é sua importância para a assistência, tudo isso associado à vontade de mudar a realidade atual (Viana et al., 2018).

Para saber mais

Na obra indicada a seguir, do Coren-SP, é possível dirimir dúvidas em relação ao PE.

COREN-SP – Conselho Regional de Enfermagem de São Paulo. **Processo de enfermagem**: guia para a prática. 2. ed. São Paulo, 2021. Disponível em: <https://portal.coren-sp.gov.br/wp-content/uploads/2010/01/SAE-web.pdf>. Acesso em: 11 jul. 2023.

5.3 A atuação da enfermagem nas ações de promoção em saúde

A enfermagem como profissão, cujo objetivo primordial é o cuidar, conforme observado anteriormente, tem papel estratégico no SUS brasileiro no que se refere à promoção da saúde, a qual é discutida desde a Conferência Internacional sobre Cuidados Primários em Saúde, realizada em 1978, em Alma-Ata (OMS, 1978), no Cazaquistão, e reforçada na Conferência sobre Promoção da Saúde, ocorrida em 1986, em Ottawa, no Canadá (WHO, 1986).

Por meio da Carta de Ottawa, marco do movimento da promoção da saúde em todo o mundo, há quase quatro décadas vem se discutindo formas de melhorar a qualidade de vida de indivíduos e comunidades e de promover a diminuição da mortalidade relacionada às questões de saúde, por meio da implementação de seus conceitos e práticas nos sistemas de saúde.

A referida carta propõe cinco campos de ações para desenvolver a promoção da saúde: a) implementação de políticas públicas saudáveis; b) criação de ambientes favoráveis à saúde; c) reforço da ação comunitária; d) desenvolvimento de habilidades pessoais; e) reorientação dos serviços de saúde. Esse documento também define a promoção da saúde como o processo que capacita as pessoas para atuar na melhoria de sua qualidade de vida e saúde, incluindo uma maior participação no controle desse processo (WHO, 1986).

O documento canadense tem influenciado as políticas públicas brasileiras, tendo sido o motivador da criação do Pacto pela Saúde, concebido em 2006 pelo Ministério da Saúde como importante norteador em relação à promoção da saúde para a elaboração de projetos, programas e outros documentos em favor dos indivíduos e das comunidades, a serem implantados por municípios, estados e União, culminando com a elaboração e a implementação da Política Nacional de Promoção da Saúde (Medeiros; Boehs; Heidemann, 2013).

Nesse aspecto, a promoção da saúde pode ser compreendida como uma proposta de empoderamento das pessoas, das famílias e das comunidades, de modo a garantir a plena e efetiva participação na discussão dessas pessoas na elaboração das políticas públicas, as quais colaboram para a melhoria da qualidade de vida, por meio da produção de ambientes saudáveis, da redução das vulnerabilidades e do fortalecimento do suporte social (Bezerra et al., 2013).

Por conseguinte, verifica-se que os enfermeiros estão na linha de frente na prestação de serviços em saúde, pois fornecem uma ampla gama desses cuidados em todos os níveis do sistema de saúde e desempenham papel importante na atenção centrada no paciente, uma vez que esses profissionais, em muitos países, são líderes nas equipes multidisciplinares e interdisciplinares de saúde (WHO, 2022).

Isso posto, Sanna (2007) enfatiza que os enfermeiros, na condição de profissionais competentes, dotados de conhecimentos, habilidades e atitudes que compõem o assistir em enfermagem, atuam em cinco dimensões para promover cuidados. Esses cenários de atuação podem ocorrer em processos isolados ou de forma concomitante, sendo eles: assistir, administrar, ensinar, pesquisar e participar politicamente, conforme evidenciado na Figura 5.3, a seguir.

Figura 5.3 – As cinco dimensões requeridas ao processo de trabalho do enfermeiro

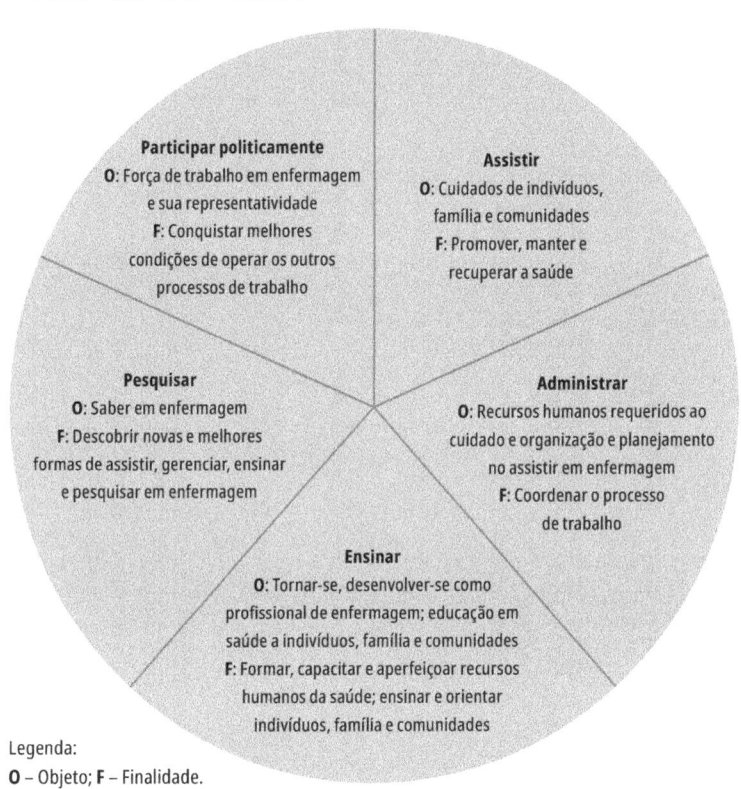

Participar politicamente
O: Força de trabalho em enfermagem e sua representatividade
F: Conquistar melhores condições de operar os outros processos de trabalho

Assistir
O: Cuidados de indivíduos, família e comunidades
F: Promover, manter e recuperar a saúde

Pesquisar
O: Saber em enfermagem
F: Descobrir novas e melhores formas de assistir, gerenciar, ensinar e pesquisar em enfermagem

Administrar
O: Recursos humanos requeridos ao cuidado e organização e planejamento no assistir em enfermagem
F: Coordenar o processo de trabalho

Ensinar
O: Tornar-se, desenvolver-se como profissional de enfermagem; educação em saúde a indivíduos, família e comunidades
F: Formar, capacitar e aperfeiçoar recursos humanos da saúde; ensinar e orientar indivíduos, família e comunidades

Legenda:
O – Objeto; F – Finalidade.

Fonte: Paula et al., 2014, p. 456.

Cada uma dessas áreas de atuação da enfermagem, no processo de trabalho, para Sanna (2007), é constituída por alguns componentes, a saber: objetos, agentes, instrumentos, finalidades, métodos e produtos, como esquematizado no quadro a seguir.

Quadro 5.1 – Dimensões do processo de trabalho em enfermagem

Componentes Processos	objeto	agentes	instrumentos	finalidades	métodos	produtos
Assistir	cuidado de indivíduos, família e comunidades	enfermeiros, técnicos, auxiliares de enfermagem	conhecimentos, habilidades e atitudes que compõem o assistir em enfermagem, materiais, equipamentos, espaço físico, etc.	promover, manter e recuperar a saúde	sistematização da assistência e procedimentos de enfermagem	pessoa saudável ou morte com dignidade
Administrar	agentes do cuidado e recursos empregados no assistir em enfermagem	enfermeiro	bases ideológicas e teóricas de administração e prática de gerenciamento de recursos	coordenar o processo de trabalho assistir em enfermagem	planejamento, tomada de decisão, supervisão e auditoria	condições para o cuidado se efetivar com eficiência e eficácia
Ensinar	indivíduo que quer tornar-se, desenvolver-se como profissional de enfermagem	aluno e professor de enfermagem	teorias, métodos e recursos de ensino-aprendizagem	formar, treinar e aperfeiçoar recursos humanos de enfermagem	ensino formal, supervisionado por órgãos de classe e da educação	enfermeiros, técnicos, auxiliares de enfermagem, especialistas, mestres, doutores, etc.

(continua)

(Quadro 5.1 – conclusão)

Componentes Processos	objeto	agentes	instrumentos	finalidades	métodos	produtos
Pesquisar	saber em enfermagem	enfermeiro	pensamento crítico e filosofia da ciência	descobrir novas e melhores formas de assistir, gerenciar, ensinar e pesquisar em enfermagem	métodos qualitativos e quantitativos de pesquisa	novos conhecimentos e novas dúvidas
Participar politicamente	força de trabalho em enfermagem e sua representatividade	profissionais de enfermagem e outros atores sociais com quem se relacionam	conhecimentos de Filosofia, Sociologia, Economia, História e Ciência Política; argumentação, diálogo, pressão política, manifestação pública e rompimento de contratos	conquistar melhores condições para operar os outros processos de trabalho	negociação e conflito	poder, reconhecimento social e conquista de condições favoráveis para operar os processos de trabalho

Fonte: Sanna, 2007, p. 223.

Sanna (2007) descreve que o trabalho em saúde teve influência da visão marxista e aborda a dinâmica estabelecida entre a dimensão técnica e a dimensão social. Essa vertente entende "o trabalho como transformação da matéria pela mão do ser humano, num *continuum* dinâmico no qual ambos sofrem alterações" (Sanna, 2007, p. 221), transformando um objeto em um produto que tenha valor para o próprio ser humano.

Assim, para a autora citada, os **objetos** referem-se a algo que vem da natureza e que sofreu ou não modificação de outros processos de trabalho, ou seja, é aquilo sobre o que se trabalha e no qual há a potencialidade do produto ou serviço a ser transformado pela ação do ser humano. Para ser objeto de trabalho, é necessária a intenção da transformação (Sanna, 2007).

Os **agentes** são os seres humanos que transformam a natureza, uma vez que neles há a intenção de transformar a natureza em algo que, para eles, tem um significado especial, isto é, são os agentes que realizam o trabalho. Para isso, tomam o objeto de trabalho, intervêm, são capazes de alterá-los, produzindo um artefato ou um serviço. Na enfermagem, os agentes correspondem aos enfermeiros, aos técnicos e aos auxiliares de enfermagem (Sanna, 2007).

Com a intenção de alterar a natureza, o ser humano utiliza diferentes **instrumentos**, os quais podem ser tangíveis ou não; não são apenas artefatos físicos, mas uma combinação de conhecimentos, habilidades e atitudes. O enfermeiro, para aplicar uma injeção, por exemplo, utiliza as mãos, instrumentos como conhecimento em anatomia, fisiologia, farmacologia, microbiologia, ética, comunicação, psicologia, semiotécnica de enfermagem, entre outros (Sanna, 2007; Coren-SP, 2021).

A **finalidade**, por sua vez, é a razão pela qual o trabalho é executado e direciona-se à necessidade que o gerou, de modo a conferir significado à sua existência. Pela complexidade do trabalho em saúde, vários profissionais podem se utilizar dos instrumentos e finalidades para o mesmo objeto, diferenciando-se os métodos empregados (Sanna, 2007).

As ações organizadas, planejadas, inteligentes e controladas para produzir resultados definidos e atender à finalidade dizem respeito ao **método** e são executadas pelos agentes com o uso de instrumentos sobre o objeto de trabalho (Sanna, 2007). Para a autora, não se trata de somente executar determinada atividade conforme instruções de alguém, de forma padronizada, mas de refletir sobre a assistência prestada:

> A Sistematização da Assistência de Enfermagem, na qual o enfermeiro lê as necessidades que o cliente apresenta, emite um julgamento sobre o que é necessário providenciar, planeja o que vai ser feito, executa ou delega essas ações e avalia seus resultados, é um dos métodos de trabalho que são empregados para assistir. (Sanna, 2007, p. 222)

Finalmente, os **produtos** são apresentados como bens tangíveis, como artefatos, elementos materiais que são vistos com os órgãos dos sentidos; também podem ser serviços que, embora não tenham a concretude de um bem, são percebidos pelo efeito que causam (Sanna, 2007).

Consequentemente, o processo e a organização do processo de trabalho nos diversos cenários de prática da enfermagem sofrem interferência pela forma como são organizados e desenvolvidos, bem como segundo a especificidade de cada serviço, sua finalidade, o contexto cultural, social, econômico e político no qual estão inseridos, além de serem influenciados pela subjetividade que cada agente carrega, seus conceitos, valores e crenças e, ainda, a tecnologia que o agente utiliza ao desenvolver seu trabalho.

A atuação da enfermagem em cada uma dessas cinco dimensões pressupõe que o cuidado de enfermagem deve ser realizado de maneira humanizada, a fim de abranger a integralidade do ser cuidado, conduzido de modo sistemático, alicerçado em evidências científicas e de maneira a promover uma assistência de saúde ordenada na qualidade das ações e dos serviços, almejando-se a promoção da saúde e do bem-estar (Nascimento et al., 2020).

Assim, a promoção da saúde realizada pela enfermagem se apresenta como uma das estratégias fundamentais para a elevação do padrão da qualidade de saúde de indivíduos e coletividades; balizadas nos princípios do SUS e por meio de suas referidas ações, espera-se garantir a universalidade, a integralidade e a equidade da atenção (Oviedo; Czeresnia, 2015).

Por conseguinte, as ações de promoção da saúde podem ser capazes de transformar a prática dos profissionais de saúde, bem como a realidade dos pacientes, uma vez que contribuem para o estímulo à autonomia deles, com vistas à melhoria de seu estado de saúde e de sua qualidade de vida, empoderando-os, tornando-os atores da própria saúde e não meros espectadores passivos quanto ao cuidado oportunizado.

Postula-se que as ações de respeito e incentivo à autonomia em suas dimensões políticas, sociais e de saúde, de forma horizontalizada, considerando-se as pessoas como sujeitos ativos e coparticipativos nas ações de promoção da saúde, associadas a temas de justiça e políticas sociais, devem fazer parte da formação dos profissionais de saúde, junto a outros profissionais das equipes de saúde, como da medicina, da fisioterapia, da odontologia, ou no coletivo das outras profissões correspondentes à área da saúde, principalmente os enfermeiros, potencializando o desenvolvimento da cidadania e, consequentemente, da promoção da saúde da população e da sociedade (Tavares et al., 2016; Brasil, 2015b, 2017).

Nessa esfera, sendo os enfermeiros líderes das equipes de enfermagem, configuram-se como agentes privilegiados para assegurar ações de promoção da saúde, especialmente no âmbito da prática profissional, assim como na formação de outros profissionais (Serradilha; Duarte; Tonete, 2019).

Todavia, a fim de garantir que todos os seres humanos tenham acesso universal à saúde, também denominado *saúde universal*, faz-se imprescindível que a qualidade, a quantidade e a relevância da força de trabalho de enfermagem sejam asseguradas, com fortalecimento e empoderamento dessa categoria (WHO, 2022).

A realidade da escassez de força de trabalho em saúde, de maneira especial na enfermagem, foi destacada em trabalho publicado em 2018 pela OMS, em parceria com a Organização Panamericana de Saúde (Opas), o qual apontou que atualmente o déficit de profissionais de saúde é de aproximadamente 7,2 milhões, dos quais 4,3 milhões correspondem a médicos e enfermeiros. A estimativa para 2035 é que a carência mundial de profissionais de saúde será de 12,9 milhões e, embora a escassez seja global, os países em desenvolvimento são os mais afetados (Opas, 2018).

Nesse sentido, a enfermagem a cada dia vem ampliando, tanto no cenário nacional quanto no contexto internacional, seu espaço na área da saúde no que se refere à identificação das necessidades de cuidado da população e na promoção e proteção da saúde dos indivíduos em suas diferentes dimensões, em razão de sua peculiaridade de oferecer cuidado integral e integrador em saúde, pelo fato de promover e proteger a saúde de indivíduos, famílias e comunidades, bem como assistir e coordenar as práticas de cuidado, tanto no espaço domiciliar quanto no espaço comunitário ou nos centros de saúde comunitários. Isso porque a enfermagem atua, com seus instrumentos próprios de cuidado, por meio da educação em saúde, seja na promoção, seja na reabilitação da saúde dos indivíduos, de maneira criativa e autônoma, nos diferentes níveis de atenção à saúde (Backes et al., 2012).

5.4 Instrumentos utilizados pela enfermagem para o cuidado em saúde

Conforme evidenciado anteriormente, foi a partir dos trabalhos de Florence Nightingale e do advento da enfermagem moderna, especialmente a partir da segunda metade do século XIX, que a profissão exercida pela enfermagem por meio do cuidado profissional foi reconhecida como atividade ocupacional especializada e necessária para a sociedade, uma vez que, para exercer a profissão de enfermagem, foi requerido um processo formativo especial, além de produção de conhecimentos para fundamentar o agir qualificado e habilitado (Peduzzi; Silva; Lima, 2013).

Surge então a necessidade de a enfermagem instrumentar seu trabalho e, para tal, utilizar de artifícios para realizar o cuidado, ou seja, os instrumentos são recursos empregados para alcançar um objetivo ou conseguir um resultado. É a partir dessa premissa que Horta (2005) definiu como instrumentos básicos indispensáveis para a execução de uma atividade as habilidades, os conhecimentos e as atitudes. Nesse sentido, os instrumentos básicos de enfermagem são concebidos como o conjunto de conhecimentos e habilidades fundamentais para o exercício das atividades profissionais quando se presta o cuidado de enfermagem, visando à promoção, à prevenção, à recuperação e à reabilitação da saúde de indivíduos ou grupos (Camacho; Joaquim, 2017).

Em seu processo de cuidar diário, tanto na assistência quanto na gestão, no ensino ou na pesquisa, o enfermeiro utiliza instrumentos para guiar seu processo de cuidar. Esses instrumentos de cuidar em enfermagem são definidos como os recursos utilizados para alcançar um propósito em sua ação efetiva, e eles proporcionam ao profissional conhecimento do paciente, raciocínio e julgamento clínico, bem como tomada de decisão fundamentada nas competências do exercício profissional, garantindo, portanto, maior segurança e eficiência nas ações de enfermagem.

Para isso, os profissionais de enfermagem, dotados de pensamento crítico, precisam planejar o cuidado de forma metodologicamente sistematizada e organizá-lo em etapas inter-relacionadas e complementares, além de ser necessário, para a continuidade do processo de trabalho, que haja enfermeiros, técnicos e auxiliares de enfermagem suficientes em quantidade e qualidade (Firmino; Macedo; Neves, 2020).

Na SAE, os instrumentos de trabalho utilizados para essa organização podem ser manuais de rotinas, prontuário eletrônico ou manual, formulários para desenvolver as etapas do PE, procedimentos operacionais padronizados, protocolos assistenciais de cuidados, entre outros (Firmino; Macedo; Neves, 2020).

Ou seja, os instrumentos de implantação e implementação da SAE para aplicar determinada metodologia de trabalho são aqueles recursos materiais imprescindíveis para que se possa organizar o cuidado de enfermagem; todavia, considera-se que esses recursos passam pela aquisição de *softwares*, sistemas, computadores e formulários específicos (Firmino; Macedo; Neves, 2020).

Definido o que são os instrumentos utilizados pela enfermagem para cuidar, é importante especificar quais são eles e como o enfermeiro os utiliza em seu processo de cuidar.

Para Horta (2005), entre os vários instrumentos empregados na enfermagem estão: a observação, a criatividade, a comunicação, o trabalho em equipe, o planejamento, a avaliação, a destreza manual e o método científico ou de resolução de fenômenos.

Os princípios científicos são definidos por Horta (2005, p. 160) como "um conjunto de conhecimentos e habilidades fundamentais para o exercício de todas as atividades profissionais". Para Cianciarullo (2005), no que se refere ao cuidar dos pacientes em suas necessidades básicas, tais princípios são entendidos como a capacidade de tomada de decisão relativa às ações de enfermagem, buscando-se explicá-las e ampliá-las.

A seguir, apresentaremos resumidamente cada um dos instrumentos utilizados na enfermagem.

5.4.1 Observação

A observação pode ser considerada como o ponto de partida para a execução dos cuidados de enfermagem e é definida por Cianciarullo (2005, p. 6) como "a ação ou efeito de observar, isto é, olhar com atenção para examinar com minúcia, atenção que se dá a certas coisas", ou seja, o profissional necessita utilizar sua percepção visual. Mas não se trata de apenas ver ou ouvir; é preciso também usar outros sentidos (audição, olfato, tato) que ajudem a examinar os fatos ou fenômenos. Contudo, a habilidade de observar depende do conhecimento do observador. Ademais, a observação pode ser sistemática, quando é realizada de forma estruturada, ou planejada, ou assistemática, quando não é estruturada (Lakatos; Marconi, 2021).

Cianciarullo (2005) afirma que o enfermeiro deve incorporar a observação como uma capacidade e habilidade para compreender o contexto em que está inserido e, assim, ter subsídios para agir na enfermagem, pois é por meio da observação que ele detecta a relação entre os cuidados prestados e as modificações nos padrões das necessidades ou respostas dos usuários que recebem os cuidados.

Rudio (2004), por sua vez, ressalta que, por meio da observação, o ser humano conhece e compreende pessoas, acontecimentos, coisas e situações. Sob essas perspectivas, entende-se que o enfermeiro precisa utilizar os órgãos dos sentidos de forma apropriada, uma vez que a observação deve estar presente durante sua prática, sendo o primeiro passo para iniciar a interação com o paciente que necessita de cuidado.

Vários são os aspectos que podem ser observados em um paciente, entre os quais podemos citar o ritmo cardíaco, a frequência respiratória, a temperatura, a expressão facial, demais características físicas, odores (fezes, urina, secreções), aspectos relacionados a lesões ou feridas, alterações ou não de nível de consciência, jejum, a disposição dos móveis para o banho, a disposição do mobiliário após o banho e o conforto do paciente (Cianciarullo, 2005).

5.4.2 Criatividade

A criatividade refere-se à capacidade intelectual de inventar, usada para gerar, descobrir ou reestruturar ideias, com o uso da imaginação de alternativas, e todos os seres humanos a exibem, em maior ou menor escala (Coren-SP, 2021). Trata-se, portanto, de um instrumento do qual o enfermeiro se apropria em sua prática cotidiana por meio da crítica reflexiva. Por intermédio desse instrumento, é desenvolvido um novo olhar interior em relação às diferenças no modo de cuidar, para que dessa forma ele possa criar alternativas para desenvolver as competências no trabalho, utilizando-se de espírito criador e de seus recursos de inventividade.

Ou seja, a enfermagem exige do profissional a utilização de recursos de imaginação e criatividade na aplicação dos princípios científicos para o seu cuidado, sendo que a capacidade criadora auxilia na capacidade de dar origem a novas e valiosas oportunidades, bem como de encontrar novos e melhores estilos de se fazer algo. Destaca-se o fato de que essa capacidade essencial ampara o enfermeiro para auxiliá-lo na resolução de dificuldades encontradas em seu cotidiano, pois o ajuda na elaboração de intervenções criativas em seu fazer ocupacional e que oportunizam desenvolvimento interior e melhoria da qualidade dos cuidados de enfermagem prestados (Cianciarullo, 2005).

Cianciarullo (2005) aponta a dinamicidade da oferta de cuidado de enfermagem criativo, pois, além buscar a resolução do problema, o uso da intuição e do senso comum valoriza o conhecimento natural do profissional, e isso acaba por promover o desenvolvimento pessoal e o exercício de habilidades inovadoras, interpessoais e criativas.

Ademais, é por meio da criatividade que o enfermeiro planeja e executa os cuidados de enfermagem, reflete sobre sua prática diária, além de apresentar domínio do "saber-fazer" da enfermagem, por meio da percepção do problema, da necessidade ou situação, uma vez que as ideias influenciam e flexibilizam o pensamento para tentar solucionar os problemas, culminando com a estruturação ou reestruturação das soluções, bem como com a necessária reflexão acerca das ações a serem elaboradas e desempenhadas (Cianciarullo, 2005).

5.4.3 Comunicação

Desde os primórdios o homem é considerado um ser envolvido em relações interpessoais, haja vista as pessoas serem relacionais e sociais. Desse modo, a comunicação torna-se um processo essencial para que consigamos viver em comunidade (Monho et al., 2021). Compreende-se a comunicação como um significado compartilhado, ou seja, quando duas pessoas trocam uma mensagem e ambas estão cientes do que foi comunicado, esse significado se deve ao fato de as pessoas terem interpretações semelhantes para as mensagens verbais e não verbais (Balduíno; Mantovani; Lacerda, 2009). Dessa forma, a comunicação refere-se ao fato de que a mensagem transmitida pela fonte foi compreendida pelo recebedor.

A comunicação em enfermagem é definida como um compartilhamento de mensagens enviadas e recebidas, as quais são capazes de exercer influências comportamentais nas pessoas envolvidas no cuidado (Silva, 2021), ou seja, o sucesso da comunicação na prestação de cuidados depende do profissional enfermeiro, uma vez que níveis de comunicação eficazes conduzem a resultados mais positivos (Gomes; Amendoeira; Martins, 2012).

Cabe ressaltar, conforme mencionado, o fato de que as mensagens presentes na comunicação podem ocorrer de maneira verbal ou não verbal, além de se situarem no ambiente em que acontece a interação entre o emissor e o receptor do conteúdo; na enfermagem, são emitidas durante a interação com a equipe de enfermagem, com outros profissionais e com o paciente (Cianciarullo,

2005; Silva, 2021). No que tange à assistência, o enfermeiro deve garantir que ela seja efetiva do ponto de vista comunicacional, valendo-se de estratégias para superar os entraves nesse ambiente (Silva, 2021), visto que a interação enfermeiro-paciente é constituída essencialmente de comunicação, e esta objetiva informar, persuadir, ensinar, discutir, levando à mudança de comportamento, em uma troca de experiências, o que não significa convencer os outros a concordar com determinada ideia (Cianciarullo, 2005).

A comunicação verbal é aquela falada e/ou escrita, como as orientações de cuidado oferecidas ao paciente ou, ainda, a evolução de enfermagem realizada no prontuário do usuário, que é uma forma de comunicação com a equipe. Já a comunicação não verbal concerne à linguagem do corpo, à expressão facial; assim, a mensagem é emitida e recebida pelos órgãos dos sentidos e compreende, além da expressão facial, a expressão corporal, os gestos e o toque (Cianciarullo, 2005). Daí a necessidade de congruência entre a linguagem verbal e a não verbal para que a mensagem a ser explanada seja efetiva, com vistas a diminuir as falhas comunicacionais, pois falhas na comunicação interferem no cuidado, ou seja, é importante a confirmação de que o paciente e a equipe entendem a mensagem difundida.

Mediante a comunicação eficaz, o enfermeiro faz uso da competência interpessoal em seu exercício profissional, visando prestar o cuidado integral em todas as dimensões do paciente, embasando-se nos modelos teóricos e valendo-se da empatia como componente fundamental, que o torna mais sensível aos próprios pensamentos e sentimentos para o desenvolvimento de suas ações de uma forma favorável aos pacientes (Balduíno; Mantovani; Lacerda, 2009).

Para que isso ocorra, o enfermeiro deve ter, também, habilidade para ver, ouvir, sentir e compreender, por meio da escuta ativa, pois, ao se comunicar com efetividade, há um processo de interação e é desenvolvido um cuidar com eficiência (Cianciarullo, 2005).

A comunicação é, portanto, um instrumento imprescindível, haja vista ser aplicada nas entrevistas com os pacientes na consulta de enfermagem, no contato com a equipe de enfermagem e com outros profissionais de saúde, nas visitas domiciliares, nas capacitações e na educação em serviço e na educação em saúde da população.

5.4.4 Trabalho em equipe

O trabalho em equipe é apontado por Horta (2005) como um requisito vital para a obtenção de resultados, visto que atualmente não se concebe um profissional que trabalha isoladamente, pois a complexidade e a especialização do cuidado não possibilitam ao profissional trabalhar de modo individual. A equipe de saúde é definida como um conjunto de pessoas dotadas de propriedades e qualidades coletivas, tendo como meta única o cuidar em saúde de forma colaborativa por meio de suas interações durante o processo de cuidar fundamentado em conhecimento científico, pautado nos pressupostos éticos e morais (Cianciarullo, 2005).

Na enfermagem, o trabalho em equipe é indispensável para a qualidade da assistência e a garantia de cuidado integral, daí a necessidade da existência de espírito de trabalho em equipe na equipe multiprofissional e não apenas na equipe da enfermagem, pois o cuidado ao paciente envolve um conjunto de ações realizadas por vários profissionais em sua coletividade (Cianciarullo, 2005).

Segundo Souza et al. (2016), o trabalho em equipe é fundamental para a qualidade da atenção à saúde, a segurança e a satisfação de paciente e profissionais, conforme a perspectiva da integralidade preconizada pelo SUS, sendo necessário dar maior enfoque a suas dimensões e características, como: objetivos comuns, reconhecimento de papéis e de profissionais, respeito mútuo, confiança, colaboração, interação, comunicação, articulação das ações e atenção centrada no paciente, cuja finalidade são as necessidades de saúde.

Outrossim, como componente da equipe de saúde que exerce seu ofício sem isolamento profissional, predomina na enfermagem a capacidade em articular o cuidado com as demais áreas e categorias profissionais, de modo a favorecer a centralidade do cuidado no paciente (Souza et al., 2016).

Alguns fatores podem interferir no trabalho em equipe, entre os quais a literatura aponta: comunicação, interação e cooperação entre os colaboradores, falta de reconhecimento, falta de colaboração dos colegas, relações interpessoais, gerenciamento de conflitos, liderança, relações de poder, falta de clareza dos objetivos, planejamento e processo decisório, cultura e filosofia organizacional e divergências entre os objetivos pessoais e os da equipe (Valentim et al., 2020; Laccort; Oliveira, 2017).

O sucesso do trabalho em equipe assegura melhores resultados em relação à otimização do tempo e maior satisfação para a equipe e o paciente quanto ao atendimento. No entanto, o sucesso do trabalho é dependente de fatores como confiança, bom relacionamento interpessoal, boa comunicação, colaboração e respeito entre os pares, aceitação das diferenças, valorização das habilidades individuais, conhecimento dos objetivos esperados e cooperação mútua, associados ao entendimento da missão institucional (Valentim et al., 2020; Laccort; Oliveira, 2017).

5.4.5 Planejamento

O planejamento é definido como um processo intelectual cujo objetivo é elaborar um programa de ação, ou seja, é a determinação consciente do curso de ação, com tomada de decisão embasada nos objetivos, fatos e estimativas submetidos à análise da própria ação de planejar (Cianciarullo, 2005).

É por meio do planejamento que o enfermeiro elabora um plano de trabalho gerencial ou assistencial, tendo uma visão do todo, em que são estabelecidos planos estratégicos, táticos e operacionais para realizar a SAE individualizada (Cianciarullo, 2005).

Esse instrumento tem as seguintes características: a) apresenta unidade de ação, que se refere ao objetivo a se alcançar; b) é contínuo, sendo suas fases sequenciais, coerentes e ininterruptas; c) tem precisão, pois os objetivos são definidos segundo a estimativa dos resultados esperados, e ele segue uma metodologia própria de avaliação; d) é flexível, uma vez que permite ajustamento nas situações necessárias; e) é exequível e realista, já que leva em consideração os recursos, a técnica e a disponibilidade econômica existentes para a realização (Cianciarullo, 2005).

Segundo Camacho e Joaquim (2017), a concepção do ser humano integral é uma condição norteadora dos profissionais e instituições que integram o SUS. Disso decorre a necessidade de que a atenção ao indivíduo com deficiência de cuidados de saúde e o planejamento do cuidado de enfermagem estejam alicerçados nos pressupostos da humanização e integralidade da assistência, de modo a minimizar o reducionismo que trata as pessoas exclusivamente como seres adoentadas, esquecendo que cada pessoa tem emoções regularmente afetadas, principalmente quando há uma doença física, medos, ansiedades, desejos, convicções religiosas e outros elementos associados.

Daí a necessidade do desenvolvimento de um cuidado humanizado, integral, coerente e contínuo, no qual o indivíduo deve ser visto como um ser único, que interage e se submete a fatores determinantes do processo saúde-doença, participante de uma família e de uma comunidade, em um processo individual de interação (Camacho; Joaquim, 2017).

Para Camacho e Joaquim (2017), corroborando Cianciarullo (2005), o planejamento é a própria SAE, com a demonstração escrita do desenvolvimento do processo de enfermagem por consistir em registrar as bases do plano de cuidados estabelecidas, apresentando as seguintes características: a) levantamento de dados, em que ocorrem coleta de dados e o estabelecimentos dos diagnósticos de enfermagem; b) determinação de objetivos por meio do planejamento do plano de cuidados, com a definição das metas, objetivos e intervenções de enfermagem, estabelecidos a partir do tipo de problema, de ordem física, psíquica e afetiva, que se coloca ao doente em função de sua doença e das diferentes limitações envolvidas; c) organização da implementação e execução do plano de cuidados, com a implementação propriamente dita do planejamento, segundo a natureza dos cuidados exigidos; d) avaliação dos resultados e replanejamento das ações, com o balanço dos dados que permitem avaliar o processo de cuidados.

5.4.6 Avaliação

A avaliação é designada como "uma atividade metodológica e processual de interpretação e julgamento de dados qualitativos e quantitativos para atribuição de valor, fundamentada em padrões e critérios predeterminados" (Cianciarullo, 2005, p. 112). Trata-se de uma metodologia que integra o processo de planejamento, por meio da autoavaliação ou da avaliação propriamente dita, e com a qual o profissional faz uma retroalimentação em diversas dimensões, especialmente durante o processo de enfermagem.

É por meio da avaliação que se podem detectar as intervenções a serem mantidas, as que devem ser modificadas e as que podem ser suspensas, pois ela é considerada um processo contínuo, espontâneo e científico, no qual são levantados e/ou verificados os procedimentos de enfermagem utilizados e os resultados obtidos no atendimento às necessidades do paciente, de modo a oportunizar excelência no cuidado prestado ao usuário, uma vez que conta com a eficácia e o pressuposto do prestar cuidado individualizado (Cianciarullo, 2005). Por exemplo, se determinado paciente está apresentando temperatura de 38,9 °C e o enfermeiro administra a medicação prescrita, fornece medidas de conforto e, após determinado tempo, retorna para verificar a temperatura e observar como o paciente se encontra, ele estará adotando os seguintes passos: observa – avalia – toma decisão – avalia (Cianciarullo, 2005).

No PE, esquematicamente, segundo Cianciarullo (2005), a avaliação perpassa as seguintes etapas: 1) direcionamento da coleta e análise de dados; 2) identificação de problemas e elaboração de hipóteses; 3) julgamento clínico e inferência da enfermagem sobre os dados coletados; 4) identificação dos sinais e sintomas e das características definidoras de cada diagnóstico; 5) descrição das ações a serem implementadas; 6) estabelecimento dos resultados esperados com a intervenção; 7) adequação das ações às necessidades do cliente e da família; 8) análise, interpretação e julgamento das respostas dos clientes e da família; 9) manutenção, modificação ou suspensão das intervenções de enfermagem; e 10) análise dos resultados obtidos.

5.4.7 Destreza manual

A destreza manual, ou habilidades psicomotoras, é o instrumento utilizado pelo enfermeiro quando aplica o saber fazer de forma racional, ao repensar as ações que realiza sobre o paciente e sobre si mesmo. Logo, não pode ser aplicada como um ato isolado, caso contrário, os enfermeiros seriam considerados meros executores de tarefas, ou seja, seria um simples fazer desvinculado do pensar, reforçando, assim, a desvalorização do trabalho da enfermagem (Cianciarullo, 2005).

Cianciarullo (2005) salienta que o cuidar não é apenas utilizar-se das mãos, mas a articulação de vários outros movimentos motores. Essa articulação se relaciona à capacidade de fazer movimentos de braços e mãos bem direcionados e hábeis, também denominados *habilidades psicomotoras*, pois exige movimentos coordenados e precisos, ou seja, manifesta-se pelo saber fazer (por meio das técnicas de punção, do cateterismo vesical, da mensuração de pressão arterial e temperatura), cuja meta única novamente é o cuidar de forma habilidosa.

Segundo Cianciarullo (2005), a destreza manual, quando associada ao método científico e ao conhecimento científico, fornece ao enfermeiro autonomia e capacidade para julgar o melhor planejamento da assistência de enfermagem, além de validar a observação realizada.

5.4.8 Método científico

O método científico "constitui um procedimento geral sistemático, baseado em princípios lógicos" (Cianciarullo, 2005, p. 25), constituindo-se em um caminho para chegar a um fim. Ele ordena o pensamento em sistemas por ser um método sistemático para a resolução de problemas e envolve raciocínio, julgamento e tomada de decisão. Ele advém dos reflexos das necessidades humanas para a construção do conhecimento científico, o qual parte de uma atitude racional e lógica para buscar a compreensão do mundo por meio de questionamentos. É composto das etapas de compreensão do problema, coleta de dados, levantamento e teste de hipótese, planejamento, implementação e avaliação (Cianciarullo, 2005).

Para Cianciarullo (2005), trata-se de expressão que lembra o método sistemático e evidencia um caráter de respeitabilidade e de autoridade, sendo esta uma característica exclusiva do conhecimento científico, uma vez que saber cientificamente é ser capaz de comprovar, de explicar os fenômenos e não só de apreendê-los, conferindo confiabilidade a quem cuida.

Ao usar esse método, o pesquisador, no caso, o enfermeiro, tenta compreender, explicar, predizer ou controlar um fenômeno de enfermagem. Por meio do método científico, o enfermeiro desenvolve um raciocínio e um julgamento clínico, uma tomada de decisão sobre os pacientes sob um olhar de "estar com" e "estar para" (Cianciarullo, 2005).

Camacho e Joaquim (2017), em consonância, realçam que o método científico deve pautar a metodologia de trabalho desenvolvida na enfermagem, de modo que o processo de enfermagem fundamente o cuidado desenvolvido pela enfermagem e passe a não ser apenas um instrumento, mas caracterize o trabalho de enfermagem como uma atividade privativa do enfermeiro, conforme a Lei n. 7.498/1986 e a Resolução n. 358/2009 do Cofen.

Compreende-se que a interdependência e o reforço de cada um dos instrumentos básicos anteriormente apresentados resultam em benefícios para a enfermagem, uma vez que ajudam o profissional a realizar observações mais objetivas, significativas e em maior quantidade e o instrumentalizam para executar o histórico de enfermagem de forma mais completa, culminando em melhor elaboração e execução do plano de cuidado (Cianciarullo, 2005).

Cianciarullo (2005) ratifica que os instrumentos do PE fornecem subsídios aos enfermeiros para atuarem com mais iniciativa e criatividade na solução de problemas, facilitando a identificação de problemas de maneira mais assertiva e oportuna. Além disso, esses instrumentos os auxiliam no aprimoramento das habilidades manuais, no trabalho em equipe de forma harmoniosa e com maior proveito, na realização de avaliações construtivas e objetivas e garantem, portanto, uma assistência qualificada, segura, eficiente e eficaz, ao promover, manter e recuperar a saúde do paciente em sua integralidade (Cianciarullo, 2005).

Para saber mais

O texto a seguir, datado de 1970, permanece atual e apresenta os instrumentos necessários para o cuidar, tendo em vista o ensino e aprendizagem das técnicas de enfermagem.

HORTA, W. A.; HARA, Y.; PAULA, N. S. O ensino dos instrumentos básicos de enfermagem. **Revista da Escola de Enfermagem da USP**, v. 4, n. 1-2, p. 5-20, 1970. Disponível em: <https://www.scielo.br/j/reeusp/a/DgQZxJ5RvG4wqn9HMHMzSYh/?format=pdf&lang=pt>. Acesso em: 11 jul. 2023.

5.5 A integralidade do cuidado e o papel da enfermagem para a efetivação da prevenção quaternária

Vimos, na seção anterior, que a enfermagem utiliza instrumentos básicos a fim de garantir um cuidado completo ao paciente; em outras palavras, o cuidado completo implica assistir ao ser cuidado de forma integral (Carnut, 2017).

Na saúde, as palavras *integral* e *integralidade* são empregadas com o intuito de produzir um novo modo de cuidar em todos os níveis de atenção, porém é na Atenção Primária à Saúde (APS), por meio de documentos oficiais, como a Constituição Federal de 1988 (Brasil, 1988), a Lei n. 8.080, de 19 de setembro de 1990 (Brasil, 1990a), e a Portaria n. 2.436, de 21 de setembro de 2017 (Brasil, 2017), que melhor se evidenciam as perspectivas de cuidado integral (Carnut, 2017).

A integralidade, como princípio básico norteador e diretriz do SUS, é difusa e complexa. Seu conceito aparece na Constituição Federal de 1988 como a necessidade de compreender o indivíduo como um todo em uma visão holística, um ser biopsicossocial em sua essência, a fim de garantir atendimento integral. De igual modo, na Lei n. 8.080/1990, o conceito de integralidade é ampliado e ela passa a ser entendida como o conjunto articulado e contínuo das ações e serviços preventivos e curativos, individuais e coletivos, exigidos para cada caso, em todos os níveis de complexidade do sistema.

A Política Nacional da Atenção Básica (Pnab), segundo a Portaria n. 2.436/2017, aumenta a abrangência do termo *integralidade* e o define como o conjunto de serviços executados pela equipe de saúde que atendam às necessidades da população adscrita nos campos do cuidado, da promoção e manutenção da saúde, da prevenção de doenças e agravos, da cura, da reabilitação, redução de danos e dos cuidados paliativos. Inclui a responsabilização pela oferta de serviços em outros pontos de atenção à saúde e o reconhecimento adequado das necessidades biológicas, psicológicas, ambientais e sociais causadoras das doenças, e manejo das diversas tecnologias de cuidado e de gestão necessárias a estes fins, além da ampliação da autonomia das pessoas e coletividade. (Brasil, 2017)

Igualmente, a integralidade deve levar em consideração os determinantes, os riscos e danos à saúde, para assegurar a resolutividade do cuidado nas Redes de Atenção à Saúde (RAS), tendo em vista a organização do fluxo de pessoas nas linhas de cuidado (Brasil, 2017). Por meio dessa regulamentação, a APS é designada como o primeiro ponto de atenção e a porta de entrada preferencial do SUS, e as RAS são identificadas como estratégia para um cuidado integral e direcionado às necessidades de saúde da população, por meio do ordenamento dos fluxos e contrafluxos de pessoas, produtos e informações em todos os pontos de atenção à saúde.

Para tanto, são descritas as responsabilidades e os papéis a serem desempenhados pela equipe de saúde a fim de suprir as necessidades de saúde da população, assim como são apresentadas as atribuições dos profissionais de saúde atuantes na APS: a realização de ações de promoção, proteção e recuperação da saúde; a prevenção de doenças e agravos; a garantia de atendimento da demanda espontânea, da realização das ações programáticas, coletivas e de vigilância em saúde; e a incorporação de diversas racionalidades em saúde, entre elas as práticas integrativas e complementares (PICS) (Brasil, 2017).

No que se refere às atribuições dos enfermeiros, o item 4.2.1 da Portaria n. 2.436/2017 estabelece que lhes compete:

I – Realizar atenção à saúde aos indivíduos e famílias vinculadas às equipes e, quando indicado ou necessário, no domicílio e/ ou nos demais espaços comunitários (escolas, associações entre outras), em todos os ciclos de vida;

II – Realizar consulta de enfermagem, procedimentos, solicitar exames complementares, prescrever medicações conforme protocolos, diretrizes clínicas e terapêuticas, ou outras normativas técnicas estabelecidas pelo gestor federal, estadual, municipal ou do Distrito Federal, observadas as disposições legais da profissão;

III – Realizar e/ou supervisionar acolhimento com escuta qualificada e classificação de risco, de acordo com protocolos estabelecidos;

IV – Realizar estratificação de risco e elaborar plano de cuidados para as pessoas que possuem condições crônicas no território, junto aos demais membros da equipe;

V – Realizar atividades em grupo e encaminhar, quando necessário, usuários a outros serviços, conforme fluxo estabelecido pela rede local;

VI – Planejar, gerenciar e avaliar as ações desenvolvidas pelos técnicos/auxiliares de enfermagem, ACS [Agentes Comunitários de Saúde] e ACE [Agentes de Combate às Endemias] em conjunto com os outros membros da equipe;

VII – Supervisionar as ações do técnico/auxiliar de enfermagem e ACS;

VIII – Implementar e manter atualizados rotinas, protocolos e fluxos relacionados a sua área de competência na UBS [Unidade Básica de Saúde]; e

IX – Exercer outras atribuições conforme legislação profissional, e que sejam de responsabilidade na sua área de atuação. (Brasil, 2017)

Nesse contexto, compreendemos o cuidado integral como uma proposta de abordagem completa do ser humano, superando a fragmentação do olhar e das intervenções sobre os sujeitos, que devem ser vistos em suas inseparáveis dimensões biopsicossociais. É o ato de cuidar da pessoa em sua singularidade e complexidade, levando em consideração sua história de vida, seus anseios, suas expectativas e suas condições socioculturais, ou seja, acolhendo essa pessoa nas diversas dimensões (física, biológica, espiritual e psicossocial), com vistas à preservação da qualidade de vida.

Igualmente, esse paciente deve ter a garantia de acesso, quantitativo e qualitativo, à RAS, que deve ser capaz de suprir suas necessidades individuais, com qualidade, responsabilidade e de forma humanizada, acolhendo esse paciente segundo sua percepção do processo saúde-doença, suas crenças, desejos e expectativas, considerando seus saberes e cultura, sua condição de vida, se ele conta com algum suporte social, além de seu estado físico e de saúde, conforme ilustrado na Figura 5.4, a seguir.

Figura 5.4 – Atenção integral à saúde: o olhar sobre o sujeito

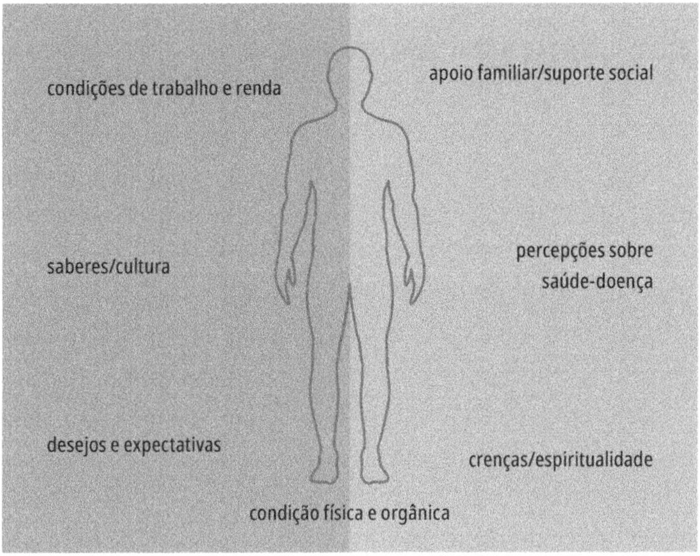

- condições de trabalho e renda
- apoio familiar/suporte social
- saberes/cultura
- percepções sobre saúde-doença
- desejos e expectativas
- crenças/espiritualidade
- condição física e orgânica

MaskaRad/Shutterstock

Fonte: Brasil, 2013, p. 25.

Isso posto, a Pnab enfatiza que o olhar integral sobre o sujeito visa oportunizar o desenvolvimento de ações de cuidado integral em todos os níveis de atenção (primária, secundária, terciária e quaternária), almejando a prevenção, a diminuição do começo ou a persistência de doenças, a limitação de agravos e complicações preveníveis, para evitar, dessa forma, intervenções desnecessárias e iatrogênicas, bem como para dirimir o uso irracional de medicamentos (Brasil, 2007).

Cabe observar que a hipermedicalização, caracterizada como o uso de intervenções inadequadas e excessivas às quais os pacientes são submetidos, como o uso indiscriminado e excessivo de exames, medicamentos e procedimentos, causa iatrogenias clínicas, sociais e culturais (Vendruscolo et al., 2021).

É a partir dessa constatação que o médico de família belga Marc Jamoulle, na década de 1990, propôs o conceito de **prevenção quaternária** (P4), entendida como a "prevenção da prevenção", a fim de identificar pessoas que estão em risco de medicalização e intervenções excessivas ou desnecessárias, para garantir a proteção desses indivíduos quanto à realização de tratamentos dispensáveis, oferecendo alternativas eticamente aceitáveis, e buscar ofertar alternativas preventivas e protetivas a essas condutas profissionais (Vendruscolo et al., 2021; Souza et al., 2022).

Esse conceito foi aprovado e oficializado, em 2003, pela World Organization of Family Doctors – Wonca (Organização Mundial de Médicos da Família), a qual propôs o uso de técnicas e práticas qualificadas e personalizadas de cuidado, a fim de prevenir a hipermedicalização do cuidado e evitar ações desnecessárias, reduzindo danos (Bentzen, 2003). Isso porque se evidenciou, nos Estados Unidos, que práticas iatrogênicas são a terceira causa de morte, em decorrência de erros de medicação e seus efeitos colaterais, infecções hospitalares e cirurgias desnecessárias e irrelevantes (Pellin; Rosa, 2018).

Logo, a maneira mais eficaz de se atingir a P4 é por meio do não tratamento preventivo de doenças assintomáticas ou que não causam morte, escutando melhor os pacientes, bem como adaptando o sanitariamente plausível ao individualmente necessário e aspirado, tornando esse conceito parte fundamental no atendimento e promovendo, como efeito secundário desejável, a redução dos custos nos atendimentos na APS (Gross et al., 2016).

Nesse cenário, os enfermeiros têm formação e respaldo legal para prestar cuidado, por meio da consulta de enfermagem (Resolução n. 544, de 9 de maio de 2017 – Cofen, 2017a), pois são profissionais habilitados e capacitados perante a lei no exercício profissional, tendo atribuições respaldadas na atenção à saúde da população.

A Lei do Exercício Profissional (Lei n. 7.498/1986) ampara a prática da enfermagem, sendo esta regulamentada pelo Decreto n. 94.406, de 8 de junho de 1987 (Brasil, 1987) e garantida por suas resoluções, instrumento norteador do processo de trabalho em enfermagem e de ação privativa do enfermeiro, o que assegura autonomia e confere visibilidade e valorização profissional.

Como membros da equipe multiprofissional da APS, os enfermeiros, além de sua atuação diária com os usuários do serviço, devem ampliar sua prática para além de processos técnicos e resolução de problemas, extrapolando o âmbito prescritivo e de mera realização de procedimentos técnicos, assim como acolher as necessidades do paciente e promover cuidados baseados em evidências científicas, de modo a contribuir com a redução das taxas de morbimortalidade.

Dessa forma, o enfermeiro da APS destaca-se na equipe multiprofissional, pois são de sua responsabilidade a organização e a execução de campanhas periódicas, a educação em saúde, a educação continuada e permanente, a execução de ações de planejamento, supervisão e gerenciamento de programas do Ministério da Saúde (Crivelaro et al., 2020). Para isso, esse profissional se utiliza da consulta de enfermagem como espaço de interação propício para a realização do cuidado integral de enfermagem, além de acompanhar o processo terapêutico por meio da participação em grupos, acolhimento, oficinas, consultas individuais, entre outras ações (Brasil, 2017; Lima et al., 2020).

Nesse aspecto, a fim de garantir o protagonismo, a corresponsabilidade e a autonomia dos sujeitos, surge a Política Nacional de Humanização (PNH), que defende o uso da comunicação e da humanização para a valorização das relações de afeto, além da criação de elos solidários para dar maior efetividade aos princípios do SUS, entre os quais está a integralidade do cuidado (Humaniza Sus, 2013).

O acolhimento é uma diretriz da PNH, que independe de local, hora ou profissional específico. Trata-se de uma postura ética do profissional e implica escutar o paciente em suas queixas, reconhecendo seu protagonismo no processo de saúde e adoecimento, a responsabilização pela resolução do problema, culminando com a ativação de redes de compartilhamento de saberes. Ou seja, acolher é um compromisso de resposta às necessidades dos usuários que procuram os serviços de saúde e refere-se à capacidade que o profissional deve ter de receber o outro, sensibilizar-se com a sua necessidade, atendendo-o embasado numa relação de confiança, lealdade, comprometida e de vínculo com o outro.

Ao se utilizar a ferramenta de trabalho acolhimento na consulta de enfermagem, é possibilitada a construção de vínculos; o profissional presta um cuidado não somente voltado para os aspectos biológicos, mas relaciona o cuidado com os aspectos sociais e psicológicos e possibilita, dessa forma, que a assistência oferecida seja inovadora, transformadora e integral, garantindo, consequentemente, maior acesso ao serviço de saúde e consolidando, dessa maneira, as diretrizes do SUS. Portanto, não há como desvincular a integralidade da consulta de enfermagem, uma vez que são processos necessariamente conexos, integrados e associados (Crivelaro et al., 2020).

Daí a necessidade de que os enfermeiros não se atenham a uma assistência meramente curativa, com práticas conservadoras, fragmentadas e reducionistas, já que a prática da integralidade na P4 visa conhecer os possíveis fatores de risco e agir preventivamente, segundo os princípios da educação em saúde, pela práxis que prioriza e valoriza a prevenção e a promoção da saúde em detrimento do modelo curativista.

Tendo isso em vista, Medeiros, Boehs e Heidemann (2013) esclarecem que esses cuidados por meio da educação em saúde podem melhorar a qualidade de vida das pessoas e afastá-las dos riscos à própria saúde até que adquiram a capacidade de avaliar suas fortalezas para promover a saúde.

Para os autores citados, a enfermagem é uma profissão fundamental no sistema de saúde e que se destaca e se diferencia pelo desenvolvimento de práticas integradoras e interativas de cuidado, dotadas de variáveis múltiplas, para captar amplamente a complexidade do processo saúde-doença.

Essas práticas repercutem cada vez mais, tanto na promoção e na educação para a saúde quanto no fomento de políticas voltadas para o bem-estar social individual, das famílias e das comunidades, a fim de superar o enfoque reducionista e tornar a população protagonista de seu processo saúde-doença (Backes et al., 2012).

Isso posto, cabe ressaltar que os profissionais de enfermagem empregam estratégias facilitadoras e estimuladoras do processo de mobilização social, arraigadas em novas possibilidades interativas e associativas, de um novo modo de pensar e agir, bem como da ampliação da intervenção comunitário-coletiva, com uma nova abordagem de intervenção social, não mais focada nos reducionismos do saber médico-curativista, mas centrada na educação, na promoção e na proteção da saúde (Backes et al., 2012).

No contexto da sistematização do cuidado para a promoção da saúde, para estarem alinhados aos preceitos da P4, é necessário que os enfermeiros incorporem práticas pedagógicas em sua rotina profissional e que as desenvolvam embasados nas melhores evidências científicas, seguindo os pressupostos de humanização, acolhimento e integralidade, atuando no sentido de minimizar o caráter tecnocrático, intervencionista e medicalizador da prática profissional.

Ao se ensinarem práticas de cuidado à saúde, a partir do relato de problemas, experiências e atitudes do paciente e/ou familiar vivenciados diariamente, há o fortalecimento do vínculo entre enfermeiro e usuário, além da realização de mudanças nas práticas cotidianas para promoção da saúde (Costa et al., 2020).

Ou seja, o diálogo e as particularidades do indivíduo são os pilares para a promoção das ações educativas, com a determinação dos espaços de discussão coletiva, crítica e reflexiva em prol da transformação da realidade e do empoderamento coletivo, com o rompimento do atendimento verticalizado, pois contribuem para a reflexão, o aprendizado, o desenvolvimento da autonomia e a mudança no modo de se cuidar, tornando os indivíduos mais participativos desse processo (Leonello; Vieira; Duarte, 2018).

Para saber mais

No documentário indicado a seguir, composto de cinco capítulos e organizado de acordo com marcos temporais importantes para a sociedade brasileira (1900-1930; 1930-1945; 1945-1964; 1964-1988), é apresentado um panorama geral de como se deu o processo de democratização da saúde no Brasil.

POLÍTICAS de saúde no Brasil. Direção: Renato Tapajós. Brasil: Tapiri Cinematográfica, 2008. 60 min. Documentário.

Síntese

Neste capítulo, abordamos a sistematização do cuidado de enfermagem para a promoção da saúde, considerando, num mundo dinâmico, há a necessidade de revisitar e repensar conceitos que fundamentam a prática profissional, para a efetivação do cuidado com qualidade.

Diante disso, destaca-se a importância de que enfermeiros busquem constantemente conhecimento para embasar com cientificidade as consultas e os atendimentos realizados, bem como suas práticas e os aspectos que permeiam seu fazer, de modo a definir sua atuação no âmbito da promoção da saúde como categoria indispensável para tal. Nesse contexto, é preciso que esses profissionais utilizem os instrumentos básicos do cuidado em enfermagem e se pautem nos pressupostos da integralidade do cuidado, a fim de efetivar a P4, especialmente no contexto da APS, para fundamentar seu processo de trabalho.

Foi evidenciado que, historicamente, um dos papéis de maior relevância do enfermeiro é o de identificar as reais necessidades de cuidado dos pacientes, dos familiares e da sociedade de forma integral, de maneira a transpor as barreiras que porventura existam, propor mudanças, estruturar o cuidado e oportunizar a ampliação dos serviços, prestados com competência.

Questões para revisão

1. Assinale a alternativa que **não** indica etapas do processo de enfermagem:
    a) Coleta de dados, diagnóstico e avaliação.
    b) Planejamento, instrumentação e avaliação.
    c) Avaliar, supervisionar, dirigir, planejar e coordenar.

d) Histórico, diagnóstico e implementação.
e) Diagnóstico, implementação e avaliação.

2. Assinale a alternativa que indica as diferentes dimensões sociais nas quais o enfermeiro atua em seu processo de trabalho:
   a) Holística, física, espiritual e biopsicossocial.
   b) Serviços preventivos e curativos, individuais e coletivos.
   c) Ações de promoção, proteção e recuperação da saúde, prevenção de doenças e agravos.
   d) Assistir, administrar, ensinar, pesquisar e participar politicamente.
   e) Educação em saúde, educação continuada e permanente, execução de ações de planejamento, supervisão e gerenciamento de programas.

3. Assinale a alternativa que apresenta recursos/instrumentos empregados pela enfermagem para realizar seu trabalho e alcançar os objetivos:
   a) Observação, criatividade, comunicação e cuidado.
   b) Avaliação, trabalho em equipe, dirigir e visão holística.
   c) Implementação, destreza manual, resolução das necessidades humanas básicas e diagnóstico.
   d) Coordenação, promoção da saúde, resolução de problemas e criatividade.
   e) Observação, criatividade, comunicação, trabalho em equipe, planejamento, avaliação, destreza manual e método científico ou resolução de fenômenos.

4. Defina o planejamento de enfermagem.

5. Explique quem desenvolveu a teoria das necessidades humanas básicas e qual foi a corrente teórica em que ela se baseou.

Questões para reflexão

1. Caracterize o cuidado profissional de enfermagem.
2. Descreva as principais características da integralidade.
3. Conceitue a P4.

Capítulo 6
A enfermagem como prática social e o trabalho em equipe interprofissional

Rafaela Gessner Lourenço

Conteúdos do capítulo:

- Trabalho e processo de trabalho em saúde.
- Processo de trabalho de enfermagem.
- Trabalho em equipe de enfermagem.
- A equipe interprofissional e a divisão técnica e social do trabalho.
- Modelos de organização do trabalho em equipe interprofissional.

Após o estudo deste capítulo, você será capaz de:

1. compreender a enfermagem como trabalho e sua interface com a equipe interprofissional;
2. reconhecer os conceitos de trabalho e processo de trabalho em saúde;
3. identificar o processo de trabalho do enfermeiro;
4. descrever o processo de trabalho em equipe;
5. reconhecer a interface da divisão técnica e social do trabalho na equipe interprofissional;
6. entender os modelos de organização do trabalho em equipe e a forma como influenciam na prevenção quaternária.

O trabalho é uma condição necessária ao ser humano em qualquer tempo histórico, assumindo ações próprias em cada um dos modos de produção vigentes durante a história da humanidade (primitivismo, escravismo, feudalismo e capitalismo, por exemplo). Por isso, o trabalho não pode ser reduzido à atividade laboral ou ao emprego, já que diz respeito à produção de todas as dimensões da vida do homem e responde às necessidades específicas de um tempo e espaço determinados (Frigotto, 2008).

Conhecer como o processo de trabalho determina o cuidado em saúde é fundamental para a prática profissional, sobretudo na enfermagem, com vistas a promover um cuidado integral, contínuo e centrado no sujeito.

6.1 Trabalho e processo de trabalho em saúde

O trabalho corresponde a um princípio formativo ou educativo em nossa sociedade. Ele ultrapassa a ideia de uma técnica ou método a ser aprendido, treinado e aperfeiçoado, envolvendo um conjunto de valores que passam pelo trabalho colaborativo e justo, em que se minimize a exploração do trabalho alheio. Nessa perspectiva, o trabalho é balizado por preceitos éticos que o estabelecem como um direito e como um dever (Frigotto, 2008).

Esses conceitos são fundamentais para compreender como o processo de trabalho em saúde se constitui na enfermagem. Conforme Peduzzi, Silva e Lima (2013), a enfermagem é uma profissão e uma disciplina do conhecimento construída ao longo de um processo histórico e social e que, por intervir sobre as necessidades de cuidado, é também conhecida por ser uma prática social.

É importante destacar que as necessidades, tanto de cuidado como de saúde, são heterogêneas, isto é, elas se diferenciam entre os diferentes grupos que compõem a sociedade, pois são resultado dos processos de construção social do coletivo ocorridos em determinados períodos históricos. No entanto, a satisfação ou realização dessas necessidades se estabelece no âmbito individual de forma concreta e palpável, evidenciando que as faces do coletivo e do individual se entrelaçam no processo de trabalho em saúde (Peduzzi; Silva; Lima, 2013).

O processo de trabalho é composto por três elementos: 1) a atividade adequada a um fim, ou seja, o trabalho em si; 2) o objeto de trabalho, isto é, a matéria a que se aplica o trabalho; 3) os instrumentos ou meios para executar o trabalho. Na área da saúde, o processo de trabalho inclui seu objeto, os instrumentos, a finalidade e os agentes do trabalho, elementos estes que atuam de forma articulada, em uma relação recíproca. O objeto representa o que será transformado; na saúde, diz respeito às diferentes necessidades, conforme descrito anteriormente, e representa a intencionalidade do processo de trabalho em saúde, ou seja, o que se pretende alcançar com a ação proposta (Mendes-Gonçalves, 1994).

Os instrumentos do processo de trabalho são forjados durante o processo da história por agentes que desenvolvem novas possibilidades de intervenção sobre um determinado objeto de trabalho. Na saúde, esses instrumentos podem ser considerados materiais, caracterizados por equipamentos, materiais de consumo, medicamentos, instalações físicas, entre outros, ou não materiais, que são os saberes utilizados pelos agentes do processo de trabalho (Mendes-Gonçalves, 1994).

Os agentes do processo de trabalho em saúde são essenciais para se concretizar o objeto do trabalho por meio dos instrumentos disponíveis; é por meio deles que de fato se operacionaliza o processo de trabalho no cotidiano da prática de produção e consumo dos diferentes serviços de saúde (Mendes-Gonçalves, 1994).

6.2 Processo de trabalho de enfermagem

O cuidado em saúde não é uma particularidade apenas do processo de trabalho da enfermagem; trata-se, na verdade, de objeto comum aos trabalhadores da saúde. Porém, na enfermagem, assume características específicas que o diferenciam do processo de trabalho das demais profissões que compõem a área da saúde (Leal; Melo, 2018).

Do processo de trabalho de enfermagem participam as diferentes categorias profissionais da enfermagem: enfermeiro, técnico de enfermagem, auxiliar de enfermagem e parteira, respeitados os devidos graus de habilitação conforme dispõe a Lei n. 7.498, de 25 de junho de 1986 (Brasil, 1986a).

Segundo dados do Conselho Federal de Enfermagem (Cofen, 2016), essas categorias representam o maior contingente de profissionais da saúde no Brasil, com 1.804.535 profissionais em todos os municípios brasileiros. Desse total, 23% são enfermeiros e 77% são auxiliares ou técnicos de enfermagem. Além disso, trata-se de uma categoria com expressiva representação feminina, que corresponde a 85,1% dos profissionais, enquanto os homens representam 14,4%.

Diante da complexidade e da magnitude desses dados, evidencia-se que o processo de trabalho de enfermagem e o do enfermeiro não são iguais, porque são categorias profissionais distintas e que têm demandas e responsabilidades diferenciadas. Isso determina que a autonomia no processo de trabalho de enfermagem também seja diferenciada e intimamente relacionada ao escopo de atuação e responsabilidade de cada uma das categorias de profissionais da enfermagem (Peduzzi; Silva; Lima; 2013).

Apesar de se tratar de um campo de atuação coletiva e em que as atividades são executadas de forma cooperativa, existem diferenças em relação à autonomia profissional de cada categoria que permeiam as respectivas ações. Isso porque a divisão técnica do trabalho é uma característica acentuada na área da enfermagem, uma vez que, desde que foi formalmente institucionalizada como campo de trabalho e profissão no século XIX, apresentou uma divisão social entre suas trabalhadoras: as *nurses*, responsáveis pelas ações braçais, e as *lady nurses*, que desenvolviam ações intelectuais (Leal; Melo, 2018).

Ao **enfermeiro**, conforme a Lei n. 7.498/1986 e o Decreto n. 94.406, de 08 de junho de 1987 (Brasil, 1987), cabem as ações de cuidado de enfermagem e a supervisão dos cuidados desenvolvidos pela equipe, sendo privativos a esse profissional: a direção de órgãos de enfermagem; a organização e a direção dos serviços de enfermagem; o planejamento, a organização, a coordenação, a execução e a avaliação dos serviços da assistência de enfermagem; a prestação de consultoria e a realização de auditoria sobre matéria de enfermagem; a realização de consulta e prescrição da assistência de enfermagem; a prestação de cuidados diretos de enfermagem a pacientes graves com risco de morte; e a realização de cuidado de enfermagem de maior complexidade técnica e que exija conhecimentos científicos e capacidade de tomar decisões imediatas sustentadas por evidências.

Ao **técnico de enfermagem**, que desenvolve atividades de nível médio, como orientação e acompanhamento do trabalho de enfermagem em grau auxiliar, além da participação no planejamento da assistência de enfermagem, cabe: participar da programação da assistência de enfermagem; executar ações assistenciais, com exceção daquelas que são privativas ao profissional enfermeiro; e participar da equipe de saúde (Lei n. 7.498/1986).

O **auxiliar de enfermagem** desempenha atividades de nível médio, de natureza repetitiva e de simples execução, sob supervisão. A esse profissional compete: observar, reconhecer e descrever sinais e sintomas; desenvolver ações de tratamento simples; prestar cuidado de higiene e conforto aos usuários dos serviços de saúde; e participar da equipe de saúde (Lei n. 7.498/1986).

Por isso, podemos afirmar que o processo de trabalho em enfermagem, por meio de seus agentes, produz cuidado e ações assistenciais, que necessitam voltar-se à máxima qualidade possível, pautadas na competência técnica e científica, na ética e, sem deixar de lado, a viabilidade econômica para sua realização (Peduzzi; Silva; Lima, 2013).

No que se refere ao profissional enfermeiro, seu processo de trabalho constitui-se por duas dimensões: a assistencial e a gerencial. O **trabalho assistencial** diz respeito às ações de cuidado de enfermagem; já o **trabalho gerencial** abrange ações voltadas aos agentes do trabalho, ao ambiente e à instituição ou serviço de saúde (Peduzzi; Silva; Lima, 2013). Essa é uma divisão de cunho muitas vezes didático, tendo em vista que existem argumentações (Leal; Melo, 2018) sobre a indissociabilidade na execução das ações assistenciais-gerenciais, as quais são mediadas por relações de poder que associam saber de natureza filosófica, política e técnico-científica.

Uma pesquisa de revisão integrativa com base em 84 materiais bibliográficos nacionais e internacionais que procurou investigar as particularidades do processo de trabalho do enfermeiro em diferentes países constatou que o trabalho do enfermeiro é assistencial e gerencial em todos os países investigados (Austrália, África, Brasil, Canadá, Chile, Estados Unidos da América, México, Reino Unido e Tailândia). O enfermeiro executa de forma privativa a coordenação do processo de trabalho em enfermagem e orienta o processo de trabalho em saúde. Todavia, em muitos países, por exemplo, no Brasil e no Reino Unido, é possível perceber que há uma certa negação do trabalho gerencial, tornando-o naturalizado entre as atividades realizadas (Leal; Melo, 2018).

Nesta discussão sobre o processo de trabalho da enfermagem, é importante destacar a influência da divisão sexual do trabalho como composição da força de trabalho, visto que a enfermagem é majoritariamente feminina. Mesmo atuando na esfera pública, as questões de gênero determinam que as mulheres ainda sejam, em sua maioria, subjugadas a ocupações que reproduzem papéis estereotipados como pertencentes ao sexo feminino. Essa relação torna-se ainda mais evidente na enfermagem, que, por exemplo, no senso comum, reproduz ações de cuidado tipificadas como maternais, angelicais e de cunho vocacional a partir do sexo feminino (Gandra et al., 2021).

A questão de gênero, associada, sobretudo, a questões raciais, determina na enfermagem a manutenção dos modelos de exploração do trabalho e precarização, que se traduzem, por exemplo, em remunerações defasadas e aquém das atividades desempenhadas pela classe. Além disso, as mulheres, normalmente, acumulam duplas ou triplas jornadas de trabalho, associadas ao trabalho doméstico, de filhos e no âmbito da família (Gandra et al., 2021).

6.3 Trabalho em equipe de enfermagem

Na enfermagem, os modelos de organização do trabalho representam, a partir de sua instituição como trabalho e profissão, o saber-fazer do cuidado e, dessa forma, oferecem a direção para as ações das diferentes categorias profissionais da enfermagem. Os principais modelos descritos até hoje são o do cuidado funcional, o do trabalho em equipe, o do cuidado integral e o *primary nursing* (Peduzzi; Silva; Lima, 2013).

No modelo do **cuidado funcional**, cada profissional desempenha uma tarefa ou técnica predeterminada, o que acarreta uma assistência fragmentada, o não estabelecimento de vínculo com o usuário do serviço de saúde e uma relação impessoal. Advoga-se que esse modelo é economicamente vantajoso, pois um só profissional pode assumir um número elevado de pacientes, visto que é responsável por uma só ação ou procedimento, como no caso da realização dos cuidados de higiene de muitos pacientes de uma determinada clínica médica. Todavia, nesse modelo é desconsiderado o conjunto de necessidades de cuidado integral dos usuários dos serviços de saúde (Peduzzi; Silva; Lima, 2013).

O **trabalho em equipe**, que se originou em 1950, nos Estados Unidos da América, foi pensado como a primeira forma de superar a fragmentação das atividades da enfermagem, além de se caracterizar como uma alternativa à falta de profissionais de enfermagem enfrentada num contexto global de pós-guerra (Peduzzi; Silva; Lima; 2013).

Esse modelo de trabalho é valorizado pela possibilidade de alcançar melhores resultados na qualidade do cuidado, na otimização do tempo, na uniformização do cuidado, na busca pelas melhores práticas e pelo fato de estar relacionado a uma maior satisfação para a equipe e os usuários dos serviços. Essas características foram identificadas por um estudo que objetivou conhecer como era desenvolvido o trabalho em equipe de enfermagem num hospital geral de grande porte da cidade de São Paulo. Além dessas características, a pesquisa destacou o papel do enfermeiro como líder no desenvolvimento e para viabilizar a realização do trabalho em equipe, devendo, para isso, investir no exemplo pessoal, na comunicação, no relacionamento interpessoal associado aos objetivos e metas do serviço de saúde (Valentim et al., 2020).

Apesar das potencialidades atribuídas ao modelo de trabalho em equipe, as práticas, mesmo aquelas desenvolvidas em equipes conformadas por diferentes membros das categorias profissionais da enfermagem, ainda tendem a manter seu desenvolvimento sob a lógica da divisão técnica e social do trabalho, correspondendo a seu parcelamento e à fragmentação do cuidado (Peduzzi; Silva; Lima, 2013).

Diante disso, foi desenvolvido o modelo do **cuidado integral** para responder às críticas a respeito do trabalho fragmentado percebido nos modelos anteriores. Esse modelo prevê que cada profissional da enfermagem desempenhe um conjunto de cuidados propostos para cada um dos usuários sob sua responsabilidade. Seu objetivo é suprir todas as necessidades de saúde identificadas no usuário, numa perspectiva integral, com base na sistematização da assistência da enfermagem de forma inter-relacionada e processual (Peduzzi; Silva; Lima, 2013).

No entanto, o objetivo do cuidado integral também se caracteriza como seu principal desafio, uma vez que é exercido por profissionais que atuam num modelo de atenção à saúde fragmentado, focalizado em agravos específicos e centrado no profissional como detentor do saber e das práticas, excluindo o usuário do poder de decisão sobre o próprio processo de saúde-doença. Superar esse desafio parte da construção de novas bases terapêuticas que garantam a realização do cuidado integral em detrimento de um modelo tecnicista, biologicista e individualista (Assis et al., 2015).

Autores que desenvolveram um estudo sobre a atuação do enfermeiro hospitalar na perspectiva do cuidado integral descrevem que esse modelo de cuidado só pode ser plenamente alcançado se for o resultado dos diversos e complexos cuidados ofertados pela equipe de enfermagem em associação com a equipe multiprofissional, por meio de relações estabelecidas entre os profissionais que compõem as equipes. Além disso, faz-se necessário ressaltar que o papel gerencial desempenhado pelo profissional enfermeiro também se caracteriza como uma ferramenta para implementar o cuidado integral, superando o estigma de que o cuidado integral só é realizado pela assistência clínica de enfermagem (Sousa et al., 2017).

Embora o modelo do cuidado integral possa sanar muitas lacunas identificadas nos modelos anteriores, ainda há autores que argumentam que ele remete a um processo fragmentado, já que mantém uma relativa divisão técnica do trabalho, observada quando se precisa designar ações de cuidado braçal aos trabalhadores de nível auxiliar e técnico, enquanto as ações complexas, gerenciais e de planejamento do cuidado em si são atribuídas à responsabilidade do profissional enfermeiro (Peduzzi; Silva; Lima, 2013).

Nesse contexto, de permanente fragmentação de responsabilidades, foi desenvolvido o modelo do ***primary nursing***, também nos Estados Unidos da América, na década de 1970. Seu objetivo é resgatar a relação enfermeiro-paciente, além de promover uma maior autonomia e responsabilidade centrada no profissional, e não, necessariamente, na equipe de enfermagem. Nesse modelo, um enfermeiro é o profissional responsável pela elaboração do plano de cuidado do paciente ou usuário, sendo esse profissional denominado *enfermeiro principal*. Ele ocupa a posição do profissional de referência para os demais membros da equipe e para a família e o paciente/usuário. Nesse modelo, não existe a passagem do plantão nem a troca de responsabilidade profissional ao findar de um turno, por exemplo. Todo o cuidado é baseado no plano elaborado pelo enfermeiro principal e executado pelos demais enfermeiros; nesse processo, quaisquer possíveis alterações e sugestões são discutidas em equipe e levadas ao enfermeiro principal (Peduzzi; Silva; Lima, 2013).

O modelo do *primary nursing* tem quatro características principais: 1) responsabilidade pelo relacionamento e tomada de decisão; 2) alocação de trabalho e designação de pacientes; 3) comunicação entre membros da equipe; 4) filosofia de gestão e liderança. A eficiência desse modelo para a assistência de enfermagem é descrita com mais consistência na literatura internacional (Cocchieri et al., 2021), mas iniciativas brasileiras também são encontradas, apontando para perspectivas de maior utilização do modelo no território nacional. Por exemplo, uma pesquisa empreendida com 96 enfermeiros que atuam conforme o *primary nursing* em um hospital do nordeste brasileiro identificou uma redução de 78,5% de falhas no cuidado de enfermagem a partir da adoção do referido modelo (Moura et al., 2020). Dessa forma, há o incentivo para que a equipe de enfermagem e gerentes de saúde e enfermagem adotem o *primary nursing* como uma medida efetiva para melhorar a qualidade da assistência prestada (Moura et al., 2020).

É importante destacar que os diferentes modelos de organização do trabalho, considerando-se as diferentes categorias profissionais que compõem a enfermagem, são reflexo de uma dada sociedade e da maneira como as profissões da enfermagem estão implementadas no âmbito legal em diferentes países, por exemplo.

Diante dessa discussão, convém reforçar que a divisão do trabalho em saúde nos modelos que orientam o trabalho para o aumento da resolutividade e da rapidez normalmente é capaz de culminar numa expressiva fragmentação do trabalho em saúde, ou seja, especializações que desconsideram as mudanças históricas e sociais que determinam necessidades de saúde multifacetadas, heterogêneas e que demandam cada vez mais a integração dos profissionais de saúde a despeito da busca por rapidez e resolução rápida e padronizada dos problemas de saúde (Costa, 2019).

6.4 A equipe interprofissional e a divisão técnica e social do trabalho

Uma revisão de estudos sobre o trabalho da enfermagem na Austrália, na África, no Brasil, no Canadá, no Chile, nos Estados Unidos da América, no México, no Reino Unido e na Tailândia apontou que a divisão técnica da enfermagem se evidencia em todos os países investigados, mesmo que de formas distintas. Por exemplo, no Brasil, há os enfermeiros, os técnicos e os auxiliares de enfermagem; no Chile, os enfermeiros e os auxiliares de enfermagem; no Canadá, os enfermeiros diplomados e os associados/*Registered Nurses* (RN), ou enfermeiros registrados, e *Care Assistants* (CA), ou assistentes para cuidados; e, nos Estados Unidos e na África do Sul, os *Certified Nurse Assistants* (CNA), ou assistentes de enfermagem certificados, os *Licensed Practical Nurses* (LPN), ou licenciados em enfermagem prática, e os RN (Leal; Melo, 2018).

O estudo citado evidenciou que, em todos os países investigados, existem trabalhadores da enfermagem com formação inferior ao grau superior, tendo licença para trabalhar a partir da realização de cursos de nível de formação médio. Em contrapartida, em muitos países, há também enfermeiros que, após aperfeiçoamento em determinadas áreas, capacitam-se para assumir procedimentos técnicos anteriormente privativos aos profissionais médicos. Essas diferenças são atribuídas à conformação histórica do campo de trabalho nos países investigados, bem como ao contexto geoeconômico, político e cultural desses cenários (Leal; Melo, 2018).

No que diz respeito a esse assunto, cabe observar que a divisão técnica do trabalho se originou internacionalmente a partir dos contextos históricos e sociais locais de cada cenário em que a categoria profissional da enfermagem se consolidou.

No Brasil, as profissões da enfermagem, como enfermeiras, técnicas de enfermagem e auxiliares de enfermagem, desenvolveram-se simultaneamente à luta das mulheres trabalhadoras por sua inserção no mercado de trabalho, no período do Brasil colonial. Por isso, no contexto nacional, faz-se necessário ressaltar como essa consolidação da divisão técnica do trabalho da enfermagem está associada à divisão racial das atividades, em que às mulheres pretas e pardas eram atribuídas as ações braçais de cuidado e cura (Gandra et al., 2021).

Posteriormente a esse processo, foram introduzidas outras divisões de recorte técnico e social do trabalho, sustentadas pela divisão das ações assistenciais a partir dos diferentes níveis de formação educacional e pelo título conferido à trabalhadora. Essa subdivisão, portanto, tinha um cunho elitista e de branqueamento da hierarquia superior da enfermagem brasileira. Instituiu-se, assim, a figura da enfermeira "padrão" no imaginário social popular, como uma mulher branca, de classe social alta. A essas mulheres era concedido o acesso ao ensino superior de enfermagem, nas universidades, enquanto às mulheres negras e pertencentes a classes sociais menos abastadas eram destinados os trabalhos de acesso à profissionalização pela prática, isto é, pelo ensino técnico profissionalizante (Gandra et al., 2021).

Se, por um lado, a divisão técnica do trabalho gera um aumento da produtividade, por outro, uma de suas principais consequências – comum a todas as profissões e cuja sua origem remonta à Revolução Industrial no século XVI – é o parcelamento e a fragmentação do processo de trabalho, o que culminou na distribuição de diferentes tarefas aos sujeitos do processo de trabalho, que, dessa forma, são responsáveis por pequenas parcelas do processo em que estão envolvidos, distanciando-se do reconhecimento do todo da ação executada ou do produto final (Peduzzi; Silva; Lima, 2013).

Essa realidade é facilmente encontrada nos diferentes serviços de atenção à saúde em que a enfermagem está inserida. A divisão do trabalho e a consequente fragmentação das atividades são responsáveis por gerar tensões nas relações profissionais da enfermagem que podem, até mesmo, comprometer a qualidade do cuidado prestado. Isso decorre do fato de o produto final produzido pela enfermagem – o cuidado – ser resultado da intersecção de ações desempenhadas pelos profissionais das três categorias da enfermagem, e não, rotineiramente, de ações isoladas que cada grupo desempenha. Dessa maneira, é necessário, primeiramente, reconhecer a possibilidade de surgimento dessas tensões no ambiente profissional e promover seu enfrentamento por meio do diálogo e do comprometimento individual, a fim de alcançar a satisfação dos profissionais no trabalho e, sobretudo, a melhora da qualidade do cuidado prestado ao usuário (Peduzzi; Silva; Lima, 2013).

6.5 Modelos de organização do trabalho em equipe interprofissional

Como observado no decorrer deste capítulo, a fragmentação do trabalho em saúde, entre outros aspectos, aumenta a chance de expor os usuários dos sistemas de saúde a atos duplicados e à possibilidade de erros, diminui a resolubilidade das práticas em saúde e, além disso, aumenta os custos da assistência à saúde prestada. Essa condição evidencia uma importante contradição: a de que profissionais de saúde trabalham juntos em virtude das características do trabalho em saúde, porém são formados de maneira segregada. Tal contradição aponta para a necessidade de investimentos em processos educativos interprofissionais, com vistas, entre outros fins, a fomentar o desenvolvimento de profissionais de saúde comprometidos com a colaboração e o verdadeiro trabalho em equipe (Costa, 2019).

Embora seja um conceito que vem ganhando força desde o pós-guerra na década de 1950, o modelo de trabalho em equipe na saúde ganhou ainda mais visibilidade a partir do início dos anos 2000, com o incentivo da Organização Mundial da Saúde (OMS) a essa prática nos serviços de saúde e, definitivamente, em 2010, com a publicação pela OMS do Marco de Referência para a Prática e Educação Interprofissional (OMS, 2010).

Há diversos conceitos de educação interprofissional (EIP), porém o mais difundido no mundo foi criado pelo Centro para o Avanço da Educação Interprofissional (Caipe), que a conceitua como a ocasião em que membros de duas ou mais profissões aprendem "com", "sobre" e "entre si" para melhorar a colaboração e a qualidade dos cuidados em saúde. Aprender "com" significa que o aprendizado acontece com o membro da outra profissão; aprender "sobre" refere-se à capacidade de entender o objetivo da profissão do outro para o cuidado integral; e aprender "entre si" representa o trabalho em equipe dentro da própria profissão (Caipe, 2018).

Uma análise da implementação das metas para a EIP na região das Américas apontou que, passada mais de uma década da publicação do Marco de Referência para a Prática e Educação Interprofissional pela OMS, é perceptível que o tema vem ganhando espaço nas discussões nos níveis políticos e acadêmicos. Isso possibilita a transformação de práticas formativas por meio da construção de diretrizes curriculares que incorporem o conceito e ações relativas à EIP, inserindo cada vez mais os futuros profissionais de saúde nos cenários de prática de forma interprofissional, sobretudo no Sistema Único de Saúde (SUS), no caso brasileiro. Além disso, a transformação das práticas de saúde por meio da qualificação em serviço e da educação permanente dos profissionais reflete no fortalecimento dos sistemas de saúde locais (Silva; Cassiane; Freire Filho, 2018).

Costa (2019) alerta que a realidade dos problemas de saúde atuais evidencia a necessidade cada vez maior de práticas articuladas e interdependentes para promover a atenção em saúde integral e que responda às necessidades em saúde de grupos e populações específicos.

Dessa forma, o trabalho em equipe interprofissional se caracteriza como um dos componentes estratégicos para o enfrentamento numa perspectiva ampliada de necessidades e realidades cada vez mais complexas. Além disso, o trabalho em equipe interprofissional é fundamental também para a organização dos serviços e dos sistemas de atenção à saúde compreendidos num modelo em rede, os quais se traduzem como necessários para atuação diante da mudança do cenário epidemiológico das populações, marcado pelo aumento das doenças crônicas e pela diminuição das doenças infectocontagiosas, pelo aumento da expectativa de vida e pelo envelhecimento da população (Peduzzi et al., 2020).

As práticas do trabalho em equipe contribuem para a qualidade da atenção à saúde, sobretudo para a prática em rede, e são caracterizadas por comunicação interprofissional, compartilhamento de objetivos, compreensão do trabalho dos demais integrantes da equipe, interdependência das ações e realização de ações pautadas na colaboração entre profissionais e centradas no usuário (Peduzzi et al., 2020).

Nesse contexto, o trabalho em equipe interprofissional traduz-se em uma forma de trabalho coletivo, pautado na reação recíproca entre as ações técnicas e as interações dos diferentes agentes do processo de trabalho em saúde envolvidos. Requer, primeiramente, o reconhecimento da interdependência de saberes das diferentes áreas e profissões envolvidas, para permitir a junção das práticas desses diferentes agentes e, assim, conduzir à complementaridade entre o agir instrumental e o agir comunicativo (Peduzzi et al., 2020).

Portanto, o trabalho colaborativo na saúde como objetivo da EIP alinha-se a uma demanda emergente do cuidado em saúde: a prevenção quaternária (P4), definida como o rastreio de indivíduos sujeitos ao risco de medicalização excessiva e intervenções desnecessárias, com vistas a protegê-los de eventuais iatrogenias e propor-lhes alternativas de cuidado em saúde éticas. Essa preocupação torna-se relevante pois o contexto atual das práticas em saúde, como visto neste capítulo, é caracterizado por práticas fragmentadas, não colaborativas, tendenciosas à medicalização e a intervenções que podem, em última instância, colocar em risco a saúde dos usuários, em vez de promover atenção à saúde integral, equânime e humanizada (Vendruscolo et al., 2021).

Ao compartilharem desse entendimento, a interprofissionalidade e a P4 apontam para o mesmo caminho possível para a superação do problema: a inserção do conceito de P4 como um dos princípios norteadores das políticas públicas de atenção à saúde em rede e a proposição de mudanças no nível formativo dos novos profissionais de saúde, que se distanciem das práticas voltadas exclusivamente às tecnologias e aos instrumentos materiais e se voltem à prática em relações horizontais, dialógicas e colaborativas, considerando as necessidades e os aspectos culturais e sociais dos usuários do sistema de saúde (Vendruscolo et al., 2021).

> **Para saber mais**
>
> Para saber mais sobre a Lei n. 7.498/1986 e o Decreto n. 94.406/1987, que regulamentam o exercício da enfermagem no Brasil, acesse os *links* indicados a seguir.
>
> BRASIL. Lei n. 7.498, de 25 de junho de 1986. **Diário Oficial da União**, Poder Legislativo, Brasília, DF, 26 jun. 1986. Disponível em: <https://www.planalto.gov.br/ccivil_03/leis/l7498.htm>. Acesso em: 10 ago. 2023.
>
> BRASIL. Decreto n. 94.406, de 8 de junho de 1987. **Diário Oficial da União**, Poder Executivo, Brasília, DF, 9 jun. 1987. Disponível em: <https://www.planalto.gov.br/ccivil_03/decreto/1980-1989/d94406.htm>. Acesso em: 4 jan. 2024.
>
> Conheça o Marco para Ação em Educação Interprofissional e Prática Colaborativa, desenvolvido pela OMS. Ele sustenta as práticas desenvolvidas no Ministério da Saúde.
>
> OMS – Organização Mundial da Saúde. **Marco para Ação em Educação Interprofissional e Prática Colaborativa**. Genebra, 2010. Disponível em: <https://www.gov.br/saude/pt-br/composicao/saes/dahu/seguranca-do-paciente/marco-para-acao-em-educacao-interprofissional-e-pratica-colaborativa-oms.pdf/view>. Acesso em: 5 jul. 2023.

Síntese

O trabalho diz respeito ao viver em sociedade e, no processo de trabalho em saúde, composto por diferentes profissões, a enfermagem se destaca em razão de seu elevado contingente e de sua potência para transformar as práticas e necessidades em saúde.

Como vimos, desde sua formalização como profissão, a enfermagem carrega características de uma acentuada divisão social e técnica do trabalho, o que determinou o surgimento de diferentes modelos de trabalho, sobretudo aqueles desenvolvidos em equipe e que objetivam qualificar o processo de atenção à saúde e o sistema de saúde local. Todavia, ainda são encontradas barreiras, especialmente associadas à conformação do modelo de saúde biologicista e tecnicista, que tendem a direcionar a prática da enfermagem a um processo fragmentado, polarizado e excessivamente hierarquizado. Enfrentar esses desafios passa inevitavelmente pela adoção das bases teóricas e metodológicas da EIP, ferramenta capaz de transformar o processo formativo e de trabalho em saúde, pautado no aprender "com", "sobre" e "entre" as profissões que compõem a área da saúde, para promover a saúde integral e a qualidade do processo de trabalho em saúde.

Questões para revisão

1. O trabalho é uma condição necessária ao ser humano e, na área da saúde, tem características específicas. Quais são os componentes do processo de trabalho em saúde?

2. As ações das diferentes categorias profissionais da enfermagem são direcionadas conforme diferentes modelos de organização do trabalho. Um desses modelos é o do cuidado integral. Descreva como esse modelo é desenvolvido na prática e qual é seu objetivo.

3. (AOCP – 2014 – EBSERH) Sobre a Lei do Exercício Profissional, assinale a alternativa correta.
    a) A Lei aponta que a Enfermagem é exercida privativamente pelo Enfermeiro e Técnico de Enfermagem, respeitados os respectivos graus de habilitação.

b) Quando necessário e sob supervisão do Enfermeiro, o Técnico de Enfermagem poderá realizar Consulta de Enfermagem.
c) Cabe ao Auxiliar de Enfermagem prestar cuidados de enfermagem diretos a pacientes graves e com risco de vida.
d) A Lei 7.498/1986 extingue, da categoria dos profissionais de enfermagem, a Parteira.
e) É privativo do Enfermeiro a consultoria, auditoria e emissão de parecer sobre matéria de Enfermagem.

4. (UFPR – 2021 – Coremu Curitiba) São características da integração no trabalho em equipe na prática interprofissional:
   a) a coexistência de vários profissionais atuando em conjunto no serviço de saúde e a definição de líderes da equipe.
   b) a execução do trabalho congruente e a articulação das especialidades dos integrantes da equipe.
   c) a interação dos profissionais da equipe de saúde e a soma do conhecimento das especialidades.
   d) a articulação das ações executadas por profissionais distintos e a comunicação entre os envolvidos.
   e) a organização dos trabalhos especializados em planos terapêuticos e a tomada de decisão clínica em conjunto.

5. (UECE – 2021 – Residência Uniprofissional em Enfermagem Obstétrica) O processo de aprendizagem interprofissional em saúde pressupõe especialmente:
   a) Tendência de os estudantes aprenderem cada vez menos em salas de aula e mais nos cenários de prática.
   b) Tendência de uso paulatinamente menor do Sistema Único de Saúde como campo de prática.

c) Tendência de os professores focarem o ensino em questões teóricas.

d) Tendência de os estudantes focarem o aprendizado a partir do estudo bibliográfico.

Questões para reflexão

1. De que forma a divisão social do trabalho impactou a conformação das diferentes categorias profissionais que compõem a enfermagem?

2. As mulheres são a maior parte da força de trabalho da enfermagem. Quais são os reflexos da divisão sexual do trabalho presentes até hoje na vida das mulheres trabalhadoras da enfermagem?

3. De que forma a fragmentação do processo de trabalho em saúde é prejudicial aos usuários dos serviços de saúde e ao próprio sistema de saúde?

4. Como as necessidades em saúde de uma determinada população estão relacionadas ao processo de trabalho em saúde?

5. Quais são os desafios para implantar a EIP no âmbito da formação de novos profissionais da área da saúde?

Considerações finais

Nesta obra, exploramos uma série de temas essenciais relacionados à atenção à saúde, à prevenção quaternária e ao papel fundamental da enfermagem nesse contexto. Foi uma intensa jornada, organizada de forma que os objetivos propostos pudessem ser atingidos.

Nesse sentido, abordamos os pressupostos dos modelos de atenção à saúde, realçando sua conexão com a prevenção quaternária. Buscamos aprofundar a compreensão dos conceitos de atenção à saúde e prevenção quaternária, ao mesmo tempo que analisamos as Redes de Atenção à Saúde (RAS) e sua relação com o modelo hegemônico. Além disso, examinamos a evolução das concepções do processo saúde-doença ao longo da história, desde as antigas civilizações até os tempos modernos. Também dedicamos atenção ao componente do processo de trabalho em saúde, enfatizando a importância do cuidado de enfermagem, o gerenciamento nessa área e os métodos orientadores.

A questão da medicalização na atenção à saúde foi cuidadosamente discutida, com ênfase nos aspectos éticos e legais envolvidos. Destacamos a bioética como guia para o trabalho interprofissional e os dilemas éticos na atenção à saúde, em que se inclui a iatrogenia. Além disso, consideramos a relação entre prevenção quaternária e Atenção Primária à Saúde (APS), procurando esclarecer os determinantes do processo saúde-doença e os diversos níveis de prevenção à saúde.

Vimos que a sistematização do cuidado emergiu como uma ferramenta vital para a promoção da saúde, com a enfermagem desempenhando um papel central nesse contexto. Discorremos sobre os instrumentos utilizados pela enfermagem no cuidado em saúde e ressaltamos a importância da integralidade no cuidado. Por fim, analisamos o protagonismo da enfermagem como prática social e sua contribuição para o trabalho em equipe interprofissional, investigando os modelos de organização desse trabalho e sua relevância na prestação de cuidados de qualidade.

Esperamos que esta obra tenha fornecido uma visão abrangente e profunda dos temas abordados, enfatizando a relevância da enfermagem como agente de transformação na promoção da saúde e na busca pela prevenção quaternária. A expectativa é que os leitores tenham realizado reflexões que os capacitem a atuar de maneira informada e eficaz no campo da saúde e da enfermagem, contribuindo para um sistema de saúde mais eficiente e centrado no paciente.

Referências

ALAMES – Asociación Latinoamericana de Medicina Social. **Taller latinoamericano sobre determinantes sociales de la salud**. México: Universidad Autónoma Metropolitana, 2008.

ALFARO-LEFEVRE, R. **Aplicação do processo de enfermagem**: fundamentos para o raciocínio clínico. 8. ed. Porto Alegre: Artmed, 2014.

ALMEIDA, C. M. T.; JACINTO, J. J.; RODRIGUES, V. M. D. C. P. A evolução dos cuidados de saúde: dos cuidados arcaicos aos cuidados altamente científicos. **História da Ciência e Ensino**, v. 20, p. 39-51, 2019.

ALVES, A. I. G. et al. Prevention and Control of Infection: an Advanced Nursing Practice. **International Journal of Nursing**, v. 3, n. 1, p. 81-88, 2016. Disponível em: <http://ijnnet.com/journals/ijn/Vol_3_No_1_June_2016/10.pdf>. Acesso em: 11 jul. 2023.

ALVES, C. N. et al. El cuidado de enfermería y su evolución histórica: una revisión integrativa. **Cultura de los Cuidados**, n. 43, p. 83-94, 2015.

ANGERAMI, E. L. S.; CORREIA, F. A. Em que consiste a enfermagem. **Revista da Escola de Enfermagem da USP**, São Paulo, v. 25, n. 3, p. 337-344, 1989.

APPG – All-Party Parliamentary Group on Global Health. **Triple Impact**: How Developing Nursing Will Improve Health, Promote Gender Equality and Support Economic Growth. London, 2016. Disponível em: <https://ccoms.esenfc.pt/pub/DIGITAL%20APPG%20Triple%20Impact.pdf>. Acesso em: 12 jul. 2023.

ARAÚJO, E. C. de. Assistência de enfermagem a pacientes críticos. **Revista Brasileira de Enfermagem**, Brasília, v. 32, p. 385-395, 1979.

ARRUDA, C. **Modelo de cuidado de enfermagem às pessoas com diabetes mellitus hospitalizadas**. 372 f. Tese (Doutorado em Enfermagem) – Universidade Federal de Santa Catarina, Florianópolis, 2016. Disponível em: <https://repositorio.ufsc.br/xmlui/handle/123456789/168165>. Acesso em: 11 jul. 2023.

ASSIS, M. M. A. et al. Comprehensive Health Care: Dilemmas and Challenges in Nursing. **Revista Brasileira de Enfermagem**, v. 68, n. 2, p. 333-338, 2015.

ATHENA, F. Too Much Medicine? Scientific and Ethical Issues from a Comparison between Two Conflicting Paradigms. **BMC Public Health**, v. 97, n. 19, 2019.

BACKES, D. C. et al. O papel profissional do enfermeiro no Sistema Único de Saúde: da saúde comunitária à estratégia de saúde da família. **Ciência & Saúde Coletiva**, Rio de Janeiro, v. 17, n. 1, p. 223-230, 2012.

BACKES, M. T. S. et al. Conceitos de saúde e doença ao longo da história sob o olhar epidemiológico e antropológico. **Revista de Enfermagem da UERJ**, Rio de Janeiro, v. 17, n. 1, p. 111-117, 2009.

BAGGIO, M. A. O significado de cuidado para profissionais da equipe de enfermagem. **Revista Eletrônica de Enfermagem**, Goiânia, v. 8, n. 1, p. 9-16, 2006.

BALDUÍNO, A. D. F. A.; MANTOVANI, M. D. F.; LACERDA, M. R. O processo de cuidar de enfermagem ao portador de doença crônica cardíaca. **Escola de Enfermagem Anna Nery**, v. 13, n. 2, p. 342-351, 2009. Disponível em: <https://www.scielo.br/j/ean/a/zvFpQ4Yd9khdZLQQK3tNPbN/abstract/?lang=pt>. Acesso em: 10 ago. 2023.

BALESTRIN, M. F.; BARROS, S. A. B. M. A relação entre concepção do processo saúde e doença e identificação/hierarquização das necessidades em saúde. **VOOS**, Guairacá, v. 1, p. 18-41, jul. 2009.

BALLANTYNE, H. Developing Nursing Care Plans. **Nursing Standard**, v. 30, n. 26, p. 51, 2015.

BARATA, R. B. **A historicidade do conceito de causa**. 2. ed. Rio de Janeiro: Abrasco, 1990.

BARATA, R. B. Causalidade e epidemiologia. **História, Ciências, Saúde – Manguinhos**, Rio de Janeiro, v. 4, p. 31-49, 1997.

BARBOSA, M. S. et al. Habilidades de comunicação: uma ponte entre a teoria e a prática da prevenção quaternária. **Revista Brasileira de Medicina de Família e Comunidade**, v. 16, n. 43, 2021. Disponível em: <https://rbmfc.org.br/rbmfc/article/view/2582/1607>. Acesso em: 10 ago. 2023.

BARROS, A. L. B. L. **Anamnese e exame físico**: avaliação diagnóstica no adulto. 4. ed. Porto Alegre: Artmed, 2022.

BARROS, J. A. C. Pensando o processo saúde doença: a que responde o modelo biomédico. **Saúde e Sociedade**, São Paulo, v. 11, n. 1, p. 67-84, 2002.

BATISTA, J. S. et al. Gerenciamento de enfermagem na atenção primária à saúde. In: KALINOWSKI, C. E.; CROZETA, K.; COSTA, M. F. B. N. A. (Org.). **PROENF**: Programa de Atualização em Enfermagem – Atenção Primária e Saúde da Família – Ciclo 6. Porto Alegre: Artmed, 2018. p. 24-68. (Sistema de Educação Continuada a Distância, v. 3).

BATISTELLA, C. E. C. Saúde, doença e cuidado: complexidade teórica e necessidade histórica. In: FONSECA, A. F.; CORBO, A. M. D'A. (Org.). **O território e o processo saúde-doença**. Rio de Janeiro: Fiocruz, 2007. p. 25-49.

BENTZEN, N. (Ed.). **Wonca International Dictionary for General/Family Practice**. Copenhagen, 2003. Disponível em: <http://www.ph3c.org/PH3C/docs/27/000092/0000052.pdf>. Acesso em: 10 jul. 2023.

BEZERRA, S. T. F. et al. Promoção da saúde: a qualidade de vida nas práticas da enfermagem. **Enfermería Global**, v. 12, n. 32, p. 260-269, 2013.

BOFF, L. **Saber cuidar**: ética do humano, compaixão pela terra. Petrópolis: Vozes, 1999.

BRASIL. **As redes de atenção à saúde**. 11 mar. 2020. Disponível em: <https://www.gov.br/pt-br/servicos-estaduais/as-redes-de-atencao-a-saude-1>. Acesso em: 13 jul. 2023.

BRASIL. Conselho Nacional de Educação. Câmara de Educação Superior. Resolução n. 3, de 7 de novembro de 2001. **Diário Oficial da União**, Brasília, DF, 7 nov. 2001. Disponível em: <http://portal.mec.gov.br/cne/arquivos/pdf/CES03.pdf>. Acesso em: 10 set. 2023.

BRASIL. Constituição (1988). **Diário Oficial da União**, Brasília, DF, 5 out. 1988.

BRASIL. Decreto n. 94.406, de 8 de junho de 1987. **Diário Oficial da União**, Brasília, DF, 9 jun. 1987. Disponível em: <https://www2.camara.leg.br/legin/fed/decret/1980-1987/decreto-94406-8-junho-1987-444430-publicacaooriginal-1-pe.html>. Acesso em: 10 set. 2023.

BRASIL. Lei n. 7.498, de 25 de junho de 1986. **Diário Oficial da União**, Poder Legislativo, Brasília, DF, 26 jun. 1986a. Disponível em: <https://www.planalto.gov.br/ccivil_03/leis/l7498.htm>. Acesso em: 10 ago. 2023.

BRASIL. Lei n. 8.080, de 19 de setembro de 1990. **Diário Oficial da União**, Poder Legislativo, Brasília, DF, 20 set. 1990a. Disponível em: <https://www2.camara.leg.br/legin/fed/lei/1990/lei-8080-19-setembro-1990-365093-publicacaooriginal-1-pl.html>. Acesso em: 10 ago. 2023.

BRASIL. Lei n. 8.142, de 28 de dezembro de 1990. **Diário Oficial da União**, Poder Executivo, Brasília, DF, 28 dez. 1990b. Disponível em: <https://www.planalto.gov.br/ccivil_03/leis/l8142.htm>. Acesso em: 10 ago. 2023.

BRASIL. Ministério da Saúde. Conselho Nacional de Secretários de Saúde. **A atenção primária e as redes de atenção à saúde**. Brasília: Conass, 2015a. Disponível em: <https://www.conass.org.br/biblioteca/pdf/A-Atencao-Primaria-e-as-Redes-de-Atencao-a-Saude.pdf>. Acesso em: 10 ago. 2023.

BRASIL. Ministério da Saúde. Portaria n. 1.459, de 24 de junho de 2011. **Diário Oficial da União**, Brasília, DF, 2011a. Disponível em: <https://bvsms.saude.gov.br/bvs/saudelegis/gm/2011/prt1459_24_06_2011.html>. Acesso em: 10 ago. 2023.

BRASIL. Ministério da Saúde. Portaria n. 1.600, de 7 de julho de 2011. **Diário Oficial da União**, Brasília, DF, 2011b. Disponível em: <https://bvsms.saude.gov.br/bvs/saudelegis/gm/2011/prt1600_07_07_2011.html>. Acesso em: 10 ago. 2023.

BRASIL. Ministério da Saúde. Portaria n. 2.203, de 5 de novembro de 1996. **Diário Oficial da União**, Brasília, DF, 1996. Disponível em: <https://bvsms.saude.gov.br/bvs/saudelegis/gm/1996/prt2203_05_11_1996.html>. Acesso em: 10 ago. 2023.

BRASIL. Ministério da Saúde. Portaria n. 2.436, de 21 de setembro de 2017. **Diário Oficial da União**, Brasília, DF, 2017. Disponível em: <https://bvsms.saude.gov.br/bvs/saudelegis/gm/2017/prt2436_22_09_2017.html>. Acesso em: 10 ago. 2023.

BRASIL. Ministério da Saúde. Portaria n. 3.088, de 23 de dezembro de 2011. **Diário Oficial da União**, Brasília, DF, 2011c. Disponível em: <https://bvsms.saude.gov.br/bvs/saudelegis/gm/2011/prt3088_23_12_2011_rep.html>. Acesso em: 10 ago. 2023.

BRASIL. Ministério da Saúde. Portaria n. 4.279, de 30 de dezembro de 2010. **Diário Oficial da União**, Brasília, DF, 2010a. Disponível em: <https://bvsms.saude.gov.br/bvs/saudelegis/gm/2010/prt4279_30_12_2010.html>. Acesso em: 10 ago. 2023.

BRASIL. Ministério da Saúde. Portaria n. 483, de 1º de abril de 2014. **Diário Oficial da União**, Brasília, DF, 2014a. Disponível em: <https://bvsms.saude.gov.br/bvs/saudelegis/gm/2014/prt0483_01_04_2014.html>. Acesso em: 10 ago. 2023.

BRASIL. Ministério da Saúde. Portaria n. 793, de 24 de abril de 2012. **Diário Oficial da União**, Brasília, DF, 2012. Disponível em: <https://bvsms.saude.gov.br/bvs/saudelegis/gm/2012/prt0793_24_04_2012.html>. Acesso em: 10 ago. 2023.

BRASIL. Ministério da Saúde. **Relatório Final da 8ª Conferência Nacional de Saúde**. Brasília, 1986b. Disponível em: <https://bvsms.saude.gov.br/bvs/publicacoes/8_conferencia_nacional_saude_relatorio_final.pdf>. Acesso em: 10 ago. 2023.

BRASIL. Ministério da Saúde. Secretaria de Atenção à Saúde. Departamento de Atenção Básica. **Controle dos cânceres do colo do útero e da mama**. 2. ed. Brasília: Ministério da Saúde, 2013. (Cadernos de Atenção Básica, n. 13). Disponível em: <https://bvsms.saude.gov.br/bvs/publicacoes/controle_canceres_colo_utero_2013.pdf>. Acesso em: 10 ago. 2023.

BRASIL. Ministério da Saúde. Secretaria de Atenção à Saúde. Departamento de Atenção Básica. **Política Nacional de Atenção Básica**. Brasília: Ministério da Saúde, 2006a. Disponível em: <https://bvsms.saude.gov.br/bvs/publicacoes/politica_nacional_atencao_basica_2006.pdf >. Acesso em: 10 ago. 2023.

BRASIL. Ministério da Saúde. Secretaria de Atenção à Saúde. Departamento de Atenção Básica. **Política Nacional de Práticas Integrativas e Complementares no SUS – PNPIC-SUS**. Brasília: Ministério da Saúde, 2006b. Disponível em: <https://bvsms.saude.gov.br/bvs/publicacoes/pnpic.pdf>. Acesso em: 10 ago. 2023.

BRASIL. Ministério da Saúde. Secretaria de Atenção à Saúde. Departamento de Atenção Básica. **Rastreamento**. Brasília: Ministério da Saúde, 2010b. (Cadernos de Atenção Primária, n. 29). Disponível em: <tps://bvsms.saude.gov.br/bvs/publicacoes/caderno_atencao_primaria_29_rastreamento.pdf>. Acesso em: 10 ago. 2023.

BRASIL. Ministério da Saúde. Secretaria de Vigilância em Saúde. Secretaria de Atenção à Saúde. **Política Nacional de Promoção da Saúde (PNPS)**: revisão da Portaria MS/GM n. 687, de 30 de março de 2006. Brasília: Ministério da Saúde, 2015b. Disponível em: <http://bvsms.saude.gov.br/bvs/publicacoes/pnps_revisao_portaria_687.pdf>. Acesso em: 10 set. 2023.

BRASIL. Ministério da Saúde. Secretaria-Executiva. Subsecretaria de Assuntos Administrativos. **SUS**: a saúde do Brasil. Brasília: Ed. do Ministério da Saúde, 2011d.

BRASIL. Ministério da Saúde. Sistema Universidade Aberta do SUS. **Modelos, redes e atenção básica à saúde**: da teoria à prática. 2014b. Disponível em: <https://dms.ufpel.edu.br/sus/files/U02.html>. Acesso em: 13 jul. 2023.

BRASIL.Ministério da Saúde. Secretaria de Assistência à Saúde. Coordenação de Saúde da Comunidade. **Saúde da família**: uma estratégia para reorientação do modelo assistencial. Brasília: Ministério da Saúde, 1997. Disponível em: <https://bvsms.saude.gov.br/bvs/publicacoes/cd09_16.pdf>. Acesso em: 10 ago. 2023.

BREILH, J. Ciencia crítica por la vida en tiempos de una sociedad de la muerte. **Divulgação em Saúde para o Debate**, Rio de Janeiro, n. 49, p. 9-19, 2013a.

BREILH, J. La determinación social de la salud como herramienta de transformación hacia una nueva salud pública (salud colectiva). **Revista da Faculdade Nacional de Salud Pública**, Medellín, v. 31, supl. 1, p. 13-27, 2013b.

BREILH, J. Reprodução social e investigação em saúde coletiva: construção do pensamento e debate. In: COSTA, D. C. (Org.). **Epidemiologia**: teoria e objeto. São Paulo: Hucitec/Abrasco, 1990. p. 128-165.

CAIPE – The Centre for the Advancement of Interprofessional Education. Disponível em: <https://www.caipe.org>. Acesso em: 23 maio 2023.

CAIPE – The Centre for the Advancement of Interprofessional Education. **Caipe Bulletin n. 13 (1997) Interprofessional Education: What, How & When?** 25 Mar. 2018. Disponível em: <https://www.caipe.org/resources/publications/archived-publications/caipe-bulletin-nos-13-1997-interprofessional-education-what-how-when>. Acesso em: 10 set. 2023.

CAMACHO, A. C. L. F.; JOAQUIM, F. L. Reflexões à luz de Wanda Horta sobre os instrumentos básicos de enfermagem. **Revista de Enfermagem da UFPE**, v. 11, n. 12, p. 5432-5438, 2017.

CÂMARA, A. M. C. S. et al. Percepção do processo saúde-doença: significados e valores da educação em saúde. **Revista Brasileira de Educação Médica**, São Paulo, v. 36, n.1, p. 40-50, 2012.

CAMPOS, G. W. Modelos assistenciais e unidades básicas de saúde. In: CAMPOS, G. W. **Planejamento sem normas**. São Paulo: Hucitec, 1994. p. 53-60.

CAMPOS, G. W. **Reforma da reforma**: repensando a saúde. São Paulo: Hucitec, 1992.

CARLOS, D. J. D.; GERMANO, R. M. Enfermagem: história e memórias da construção de uma profissão. **Revista Mineira de Enfermagem**, v. 15, n. 4, p. 513-521, 2011.

CARNUT, L. Cuidado, integralidade e atenção primária: articulação essencial para refletir sobre o setor saúde no Brasil. **Saúde em Debate**, v. 41, n. 115, p. 1177-1186, 2017.

CARRIÓ, F. B. **Entrevista clínica**: habilidades de comunicação para profissionais de saúde. Porto Alegre: Artmed, 2012.

CECÍLIO, L. C. O. Apontamentos teórico-conceituais sobre processos avaliativos considerando as múltiplas dimensões da gestão do cuidado em saúde. **Interface – Comunicação, Saúde, Educação**, v. 37, n. 15, p. 589-599, 2011. Disponível em: <https://www.scielo.br/j/icse/a/sBcTQJFRbBYmMgwSpNRkSrt/abstract/?lang=pt>. Acesso em: 5 jul. 2023.

CECÍLIO, L. C. O. As necessidades de saúde como conceito estruturante na luta pela integralidade e equidade na atenção em saúde. In: PINHEIRO, R.; MATTOS, R. A. (Org.). **Os sentidos da integralidade na atenção e no cuidado à saúde**. 8. ed. Rio de Janeiro: UERJ, 2009. p. 113-126. Disponível em: <https://www.cepesc.org.br/wp-content/uploads/2013/08/Livro-completo.pdf>. Acesso em: 5 jul. 2023.

CECÍLIO, L. C. O. Modelos tecno-assistenciais em saúde: da pirâmide ao círculo, uma possibilidade a ser explorada. **Cadernos de Saúde Pública**, v. 13, n. 3, p. 469-478, 1997.

CFBM – Conselho Federal de Biomedicina. Resolução n. 330, de 5 de novembro de 2020. Regulamenta o novo Código de Ética do Profissional Biomédico. **Diário Oficial da União**, Brasília, DF, 6 nov. 2020. Disponível em: <https://cfbm.gov.br/wp-content/uploads/2020/11/RESOLUCAO-CFBM-No-330-DE-05-DE-NOVEMBRO-DE-2020.pdf>. Acesso em: 10 set. 2023.

CFF – Conselho Federal de Farmácia. Resolução n. 724, de 29 de abril de 2022. Dispõe sobre o Código de Ética, o Código de Processo Ético e estabelece as infrações e as regras de aplicação das sanções ético-disciplinares. **Diário Oficial da União**, Brasília, DF, 24 maio 2022. Disponível em: <blob:https://cff-br.implanta.net.br/dcc2b19e-fd35-42ef-a04d-a2f9a86e6f68>. Acesso em: 10 set. 2023.

CFFa – Conselho Federal de Fonoaudiologia. Resolução n. 640, de 3 de dezembro de 2021. Dispõe sobre a aprovação da atualização do Código de Ética da Fonoaudiologia, e dá outras providências. **Diário Oficial da União**, Brasília, DF, 9 dez. 2021. Disponível em: <http://www.fonoaudiologia.org.br/resolucoes/resolucoes_html/CFFa_N_640_21.htm>. Acesso em: 10 set. 2023.

CFM – Conselho Federal de Medicina. Resolução n. 2.217, de 27 de setembro de 2018. Aprova o Código de Ética Médica. **Diário Oficial da União**, Brasília, DF, 1º nov. 2018. Disponível em: <https://portal.cfm.org.br/images/PDF/cem2019.pdf>. Acesso em: 10 set. 2023.

CFN – Conselho Federal de Nutricionistas. Resolução CFN n. 599, de 25 de fevereiro de 2018. Aprova o Código de ética e de Conduta do Nutricionista e dá outras providências. **Diário Oficial da União**, Brasília, DF, 4 abr. 2018. Disponível em: <http://sisnormas.cfn.org.br:8081/viewPage.html?id=599>. Acesso em: 10 set. 2023.

CFO – Conselho Federal de Odontologia. Resolução CFO-42, de 20 de maio de 2003. Revoga o Código de Ética Odontológica aprovado pela Resolução CFO-179/91 e aprova outro em substituição. **Diário Oficial da União**, Brasília, DF, 22 maio 2003. Disponível em: <https://sistemas.cfo.org.br/visualizar/atos/RESOLU%C3%87%C3%83O/SEC/2003/42>. Acesso em: 11 jul. 2023.

CFP – Conselho Federal de Psicologia. Resolução CFP n. 10, de 21 de maio de 2005. Aprova o Código de Ética Profissional do Psicólogo. **Diário Oficial da União**, Brasília, DF, 29 jul. 2005. Disponível em: <https://www.legisweb.com.br/legislacao/?id=102966#:~:text=Aprova%20o%20C%C3%B3digo%20de%20%C3%89tica,CONSIDERANDO%20o%20disposto%20no%20art.>. Acesso em: 10 set. 2023.

CHAVES, M. M. N. et al. Saberes instrumentais e ideológicos no processo de trabalho de enfermeiros na vigilância epidemiológica hospitalar. **Ciência, Cuidado e Saúde**, Maringá, v. 14, n. 2, p. 1084-1089, 2015.

CIANCIARULLO, T. I. **Instrumentos básicos para o cuidar**: um desafio para a qualidade de assistência. São Paulo: Atheneu, 2005.

COCCHIERI, A. et al. Exploring Hospital Compliance with the Primary Nursing Care Model: Validating an Inventory Using the Delphi Method. **BMC Nursing**, v. 20, n. 188, p. 1-11, 2021.

COFEN – Conselho Federal de Enfermagem. **Perfil da Enfermagem no Brasil**. Quadros resumos. 2016. Disponível em: <http://www.cofen.gov.br/perfilenfermagem/blocoBr/QUADRO%20RESUMO_Brasil_Final.pdf>. Acesso em: 5 jul. 2023.

COFEN – Conselho Federal de Enfermagem. Resolução n. 358, de 15 de outubro de 2009. Dispõe sobre a Sistematização da Assistência de Enfermagem e a implementação do Processo de Enfermagem em ambientes, públicos ou privados, em que ocorre o cuidado profissional de Enfermagem, e dá outras providências. **Diário Oficial da União**, Brasília, DF, 2009. Disponível em: <http://www.cofen.gov.br/resoluo-cofen-3582009_4384.html>. Acesso em: 11 jul. 2023.

COFEN – Conselho Federal de Enfermagem. Resolução n. 544, de 9 de maio de 2017. Revoga a Resolução Cofen n. 159/1993 – Consulta de Enfermagem. **Diário Oficial da União**, Brasília, DF, 2017a. Disponível em: <http://www.cofen.gov.br/resolucao-cofen-no-05442017_52029.html>. Acesso em: 11 jul. 2023.

COFEN – Conselho Federal de Enfermagem. Resolução n. 564, de 6 de novembro de 2017. Aprova o novo Código de Ética dos Profissionais de Enfermagem. **Diário Oficial da União**, Brasília, DF, 6 nov. 2017b. Disponível em: <https://www.cofen.gov.br/resolucao-cofen-no-5642017/>. Acesso em: 11 jul. 2023.

COFEN – Conselho Federal de Enfermagem. Resolução n. 706, de 25 de julho de 2022. Aprova o Código de Processo Ético do Sistema Cofen/Conselhos Regionais de Enfermagem. **Diário Oficial da União**, Brasília, DF, 10 ago. 2022. Disponível em: <https://www.cofen.gov.br/resolucao-cofen-no-706-2022>. Acesso em: 11 jul. 2023.

COFFITO – Conselho Federal de Fisioterapia e Terapia Ocupacional. Resolução n. 424, de 08 de julho de 2013. Estabelece o Código de Ética e Deontologia da Fisioterapia. **Diário Oficial da União**, Brasília, DF, 1º ago. 2013. Disponível em: <https://www.coffito.gov.br/nsite/?p=3187>. Acesso em: 10 set. 2023.

COLL-BENEJAM, T. et al. Impact of Overdiagnosis and Overtreatment on the Patient, the Health. **Atención Primaria**, n. 50, p. 86-95, 2018.

COLLIÈRE, M. F. **Promover a vida**: da prática das mulheres de virtude aos cuidados de Enfermagem. Lisboa: Sindicato dos Enfermeiros Portugueses, 1989.

CONRAD, P. **The Medicalization of Society**. Baltimore: Johns Hopkins University Press, 2007.

COREN-SP – Conselho Regional de Enfermagem de São Paulo. **Processo de enfermagem**: guia para a prática. 2. ed. São Paulo, 2021. Disponível em: <https://portal.coren-sp.gov.br/wp-content/uploads/2010/01/SAE-web.pdf>. Acesso em: 11 jul. 2023.

COSTA, D. A. C. et al. Enfermagem e a educação em saúde. **Revista Científica da Escola Estadual de Saúde Pública de Goiás "Candido Santiago"**, v. 6, n. 3, 2020. Disponível em: <https://www.revista.esap.go.gov.br/index.php/resap/article/view/234>. Acesso em: 10 ago. 2023.

COSTA, J. S. Métodos de prestação de cuidados. **Revista Millenium**, v. 30, n. 9, p. 234-251, 2004. Disponível em: <https://revistas.rcaap.pt/millenium/article/view/8449>. Acesso em: 12 jul. 2023.

COSTA, M. V. A educação interprofissional e o processo de formação em saúde no Brasil: pensando possibilidades para o futuro. In: SOUZA, R. M. P.; COSTA, P. P. (Org.). **Nova formação em saúde pública**: aprendizado coletivo e lições compartilhadas na RedEscola. Rio de Janeiro: Escola Nacional de Saúde Pública Sergio Arouca, 2019. p. 45-61.

CRIVELARO, P. M. S. et al. Consulta de enfermagem: uma ferramenta de cuidado integral na atenção primária à saúde. **Brazilian Journal of Development**, v. 6, n. 7, p. 49310-49321, 2020. Disponível em: <https://ojs.brazilianjournals.com.br/ojs/index.php/BRJD/article/view/13629/11418>. Acesso em: 10 ago. 2023.

CZERESNIA, D. **Do contágio à transmissão**: ciência e cultura na gênese do conhecimento epidemiológico. Rio de Janeiro: Fiocruz, 1997.

CZERESNIA, D. O conceito de saúde e a diferença entre prevenção e promoção. In: CZERESNIA, D.; FREITAS, C. M. (Org.). **Promoção da saúde**: conceitos, reflexões, tendências. Rio de Janeiro: Ed. da Fiocruz, 2003. p. 39-53. Disponível em: <http://www2.fct.unesp.br/docentes/geo/raul/biogeografia_saude_publica/aulas%202014/1%20-%20conceito%20de%20sa%FAde.pdf>. Acesso em: 5 jul. 2023.

CZERESNIA, D.; MACIEL, E. M. G. S.; OVIEDO, R. A. M. **Os sentidos da saúde e doença**. Rio de Janeiro: Fiocruz, 2013.

DALL'AGNOL, C. M. et al. Motivações, contradições e ambiguidades na liderança de enfermeiros em cargo de chefia num hospital universitário. **Revista Latino-Americana de Enfermagem**, v. 21, n. 5, p. 1-7, 2013.

DICIO – Dicionário Online de Português. **Assistir**. Porto: 7Graus, 2023. Disponível em: <https://www.dicio.com.br/assistir>. Acesso em: 12 jul. 2023a.

DICIO – Dicionário Online de Português. **Cuidar**. Porto: 7Graus, 2023. Disponível em: <https://www.dicio.com.br/cuidar>. Acesso em: 10 set. 2023b.

DICIO – Dicionário Online de Português. **Enfermagem**. Porto: 7Graus, 2023. Disponível em: <https://www.dicio.com.br/enfermagem>. Acesso em: 12 jul. 2023c.

DICIO – Dicionário Online de Português. **Gerenciar**. Porto: 7Graus, 2023. Disponível em: <https://www.dicio.com.br/gerenciar/>. Acesso em: 12 jul. 2023d.

DPLP – Dicionário Priberam da Língua Portuguesa. **Enfermagem**. Disponível em: <https://dicionario.priberam.org/enfermagem>. Acesso em: 12 jul. 2023.

EGRY, E. Y. (Org.). **As necessidades em saúde na perspectiva da atenção básica**: guia para pesquisadores. São Paulo: Dedone, 2008.

EGRY, E. Y. et al. Instrumentos de avaliação de necessidades em saúde aplicáveis na Estratégia de Saúde da Família. **Revista da Escola de Enfermagem da USP**, São Paulo, n. 43, p. 1181-1186, 2009.

EGRY, E. Y. Necessidades em saúde como objeto da TIPESC. In: GARCIA, T. R.; EGRY, E. Y. (Org.). **Integralidade da atenção no SUS e sistematização da assistência de enfermagem**. Porto Alegre: Artmed, 2010. p. 70-77.

EGRY, E. Y. **Saúde coletiva**: construindo um novo método em enfermagem. São Paulo: Ícone, 1996.

ESCOREL, S. **Reviravolta na saúde**: origem e articulação do movimento sanitário. Rio de Janeiro: Fiocruz, 1998.

FELLI, V. E. A.; PEDUZZI, M.; LEONELLO, V. M. Trabalho gerencial em enfermagem. In: KURCGANT, P. **Gerenciamento em enfermagem**. 3. ed. Rio de Janeiro: Guanabara Koogan, 2016. p. 21-29.

FERREIRA, F. H. et al. **Gestão em saúde**. Londrina: Editora e Distribuidora Educacional, 2017.

FERTONANI, H. P. et al. Modelo assistencial em saúde: conceitos e desafios para a atenção básica brasileira. **Ciência & Saúde Coletiva**, v. 20, n. 6, p. 1869-1878, jun. 2015. Disponível em: <https://www.scielo.br/j/csc/a/ZtnLRysBYTmdC9jw9wy7hKQ/?format=pdf&lang=pt>. Acesso em: 10 ago. 2023.

FIOCRUZ – Fundação Oswaldo Cruz. Nascer no Brasil: pesquisa revela número excessivo de cesarianas. **Agência Fiocruz de Notícias**, 30 maio 2014. Disponível em: <https://portal.fiocruz.br/noticia/nascer-no-brasil-pesquisa-revela-numero-excessivo-de-cesarianas>. Acesso em: 10 jul. 2023.

FIRMINO, V. H. N.; MACEDO, V. L. M. de; NEVES, R. de S. Sistematização da Assistência de Enfermagem-SAE. In: NEVES, R. de S. (Org.). **Sistematização da Assistência de Enfermagem – SAE**: guia para o cuidado organizado. Quirinópolis: IGM, 2020. p. 19-31.

FONTOURA, R. T.; MAYER C. N. Uma breve reflexão sobre a integralidade. **Revista Brasileira de Enfermagem**, v. 54, n. 4, p. 532-537, ago. 2006. Disponível em: <https://www.scielo.br/j/reben/a/x4pBbGbCnnXVJr7ZfqzDXBJ/#>. Acesso em: 10 ago.2023.

FOUCAULT, M. O estilo da história (1984). In: MOTA, M. B. da (Org.) **Arte, epistemologia, filosofia e história da medicina**. Rio de Janeiro: Forense Universitária, 2011. p. 374-393. (Ditos e Escritos, v. VII).

FRACOLLI, L. A.; BERTOLOZZI, M. R. El trabajo em salud y el processo de producción: um tema para enfermería. In: EGRY, E. Y; HINO, P. (Org.). **Las necessidades en salud en la perspectiva de la Atención Básica**: guia para pesquisadores. São Paulo: Dedone, 2009. p. 15-20.

FRANCO, L. J.; PASSOS, A. D. C. (Org.). **Fundamentos de epidemiologia**. 3. ed. Barueri: Manole, 2022.

FRIGOTTO, G. Trabalho. In: PEREIRA, I. B.; LIMA, J. C. F. (Org.). **Dicionário da educação profissional em saúde**. 2. ed. rev. e ampl. Rio de Janeiro: EPSJV, 2008. p. 399-403. Disponível em: <https://www.epsjv.fiocruz.br/sites/default/files/l43.pdf>. Acesso em: 5 jul. 2023.

GAMA, B. M. B. M.; GODINHO, M. R. **Métodos de trabalho em enfermagem**. Juiz de Fora: Universidade Federal de Juiz de Fora, 2020. Material instrucional para Ensino Remoto Emergencial para Disciplina de Administração da Assistência de Enfermagem. Disponível em: <https://www.ufjf.br/admenf/files/2020/09/Aula-6-M%C3%A9todos-de-Trabalho-em-Enfermagem_1-2020_ERE.pdf>. Acesso em: 10 ago. 2023.

GANDRA, E. C. et al. Enfermagem brasileira e a pandemia de COVID-19: desigualdades em evidência. **Escola de Enfermagem Anna Nery**, n. 25, 2021. Disponível em: <https://www.scielo.br/j/ean/a/ccWCPqt8ffm4fbDFvgb68gL/?format=pdf&lang=pt>. Acesso em: 10 ago. 2023.

GEROLIN, F. S. F.; CUNHA, I. C. K. O. Modelos assistenciais na enfermagem: revisão de literatura. **Enfermagem em Foco**, Brasília, v. 4, n. 1, p. 33-36, 2013.

GIL, C. R.; MAEDA, S. T. Modelos de atenção à saúde no Brasil. In: SOARES, C. B.; CAMPOS, C. M. **Fundamentos de saúde coletiva e o cuidado de enfermagem**. Barueri: Manole, 2013. p. 325-348.

GIOVANELLA, L. et al. Saúde da família: limites e possibilidades para uma abordagem integral de atenção primária à saúde no Brasil. **Ciência & Saúde Coletiva**, v. 14, n. 3, p. 783-794, jun. 2009. Disponível em: <https://www.scielo.br/j/csc/a/XLjsqcLYxFDf8Y6ktM4Gs3G/?lang=pt#>. Acesso em: 5 jul. 2023.

GIOVANINI, A. E. P. P. **Iatrogenia e erro médico**. Disponível em: <https://www.crmpr.org.br/Iatrogenia-e-erro-medico-13-32046.shtml#:~:text=A%20iatrogenia%20consiste%20em%20um,n%C3%A3o%2C%20e%20algumas%20vezes%20inevit%C3%A1veis>. Acesso em: 10 jul. 2023.

GOLDIM, J. R. Bioética: origens e complexidade. **Revista HCPA**, v. 26, n. 2, p. 86-92, 2006.

GOMES, F.; AMENDOEIRA, J.; MARTINS, M. A comunicação no processo terapêutico das famílias de doentes mentais. **Revista Portuguesa de Enfermagem de Saúde Mental**, v. 7, p. 54-60, 2012.

GONTIJO, T. L. et al. Administrative Functions in the Local Management of Basic Health Care. **Revista de Enfermagem da UFPE**, Recife, v. 11, n. 12, p. 4980-4988, dez. 2017.

GRACIA, D. **Fundamentos de bioética**. Madrid: Eudema, 1989.

GROSS, D. M. P. et al. Prevenção quaternária na gestão da atenção primária à saúde: revisão integrativa. **Revista de Enfermagem da UFPE**, v. 10, n. 4, p. 3608-3619, 2016.

GUERREIRO, A. C. P. M. **Iatrogenias em enfermagem na perspectiva dos enfermeiros**. 147 f. Relatório Final de Estágio Profissional (Mestrado em Enfermagem Médico-Cirúrgica) – Escola Superior de Saúde do Instituto Politécnico de Bragança, Bragança, 2021. Disponível em: <https://bibliotecadigital.ipb.pt/bitstream/10198/23980/1/Guerreiro_Andreia.pdf>. Acesso em: 10 set. 2023.

HEGENBERG, L. **Doença**: três enfoques recentes. Rio de Janeiro: Fiocruz, 1998.

HELLER, A. **Teoría de las necesidades en Marx**. 2. ed. Barcelona: Península, 1986.

HINO, P. et al. Health Needs & Primary Care: Validation of the Needs Assessment Tool. **Revista da Escola de Enfermagem da USP**, São Paulo, n. 43, p. 1156-1167, 2009.

HOGEMANN, E. R. **Conflitos bioéticos**: clonagem humana. 2 ed. São Paulo: Saraiva, 2013.

HORTA, W. A. Conceito de enfermagem. **Revista da Escola de Enfermagem da USP**, São Paulo, v. 2, n. 2, p. 1-5, 1968.

HORTA, W. A. **Processo de enfermagem**. São Paulo: EPU, 2005.

HUMANIZA SUS. **Política Nacional de Humanização – PNH**. Brasília, 2013. Disponível em: <https://bvsms.saude.gov.br/bvs/publicacoes/politica_nacional_humanizacao_pnh_folheto.pdf>. Acesso em: 11 jul. 2023.

ILLICH, I. **Némesis medica**: la expropiación de la salud. Barcelona: Barral, 1975.

INCA – Instituto Nacional de Câncer José Alencar Gomes da Silva. Decisão compartilhada? **Rede Câncer**, n. 35, p. 30-32, set. 2016. Disponível em: <https://www.inca.gov.br/publicacoes/revistas/rede-cancer-no-35>. Acesso em: 10 ago. 2023.

IRIART, C. et al. Medicina social latinoamericana: aportes y desafíos. **Pan American Journal of Public Health**, Washington, v. 12, n. 2, p. 128-136, 2002. Disponível em: <https://iris.paho.org/handle/10665.2/8748>. Acesso em: 10 ago. 2023.

JACO, B. R.; NORMAN, A. H. A filosofia da Medicina de Família e Comunidade segundo Ian McWhinney e Roger Neighbour. **Revista Brasileira de Medicina de Família e Comunidade**, v. 15, n. 42, 2020. Disponível em: <https://rbmfc.org.br/rbmfc/article/view/1991>. Acesso em: 10 ago. 2023.

JACQUES, M. G.; CODO, W. **Saúde mental & trabalho**: leituras. Petrópolis: Vozes, 2002.

JAMOULLE, M. Prevenção quaternária: a propósito de um desenho. **Revista Portuguesa de Medicina Geral e Familiar**, v. 28, n. 6, p. 398-399, 2012.

JAMOULLE, M. Prevenção quaternária: primeiro não causar dano. **Revista Brasileira de Medicina de Família e Comunidade**, v. 10, n. 35, p. 1-3, 2015.

JORGE, A. A. F. A formação do enfermeiro e os conteúdos curriculares necessários para aquisição de competências e habilidades para o planejamento e a gestão em saúde. **Revista Eletrônica Gestão & Saúde**, Brasília, v. 3, n. 3, p. 1013-1030, 2012.

KALE, M. S.; KORENSTEIN, D. Overdiagnosis in Primary Care: Framing the Problem and Finding Solutions. **BMJ**, v. 362, 2018. Disponível em: <https://pubmed.ncbi.nlm.nih.gov/30108054>. Acesso em: 10 ago. 2023.

KAMI, M. T. M. et al. Saberes ideológicos e instrumentais no processo de trabalho no Consultório na Rua. **Revista da Escola de Enfermagem da USP**, São Paulo, v. 50, n. 3, p. 440-447, 2016.

KAUATI, A. Análise Conscienciométrica de Florence Nightingale. **Glasnost**, v. 1, n. 1, p. 19-33, 2014. Disponível em: <https://conscius.org.br/glasnost/index.php/glasnost/article/view/8>. Acesso em: 10 set. 2023.

KING, A.; LONG, L.; LISY, K. Effectiveness of Team Nursing Compared with Total Patient Care on Staff Wellbeing When Organizing Nursing Work in Acute Care Wards: a Systematic Review. **JBI Database of Systematic Reviews and Implementation Reports**, v. 13, n. 11, p. 128-68, 2015.

LACCORT, A. D. A.; OLIVEIRA, G. B. A importância do trabalho em equipe no contexto da enfermagem. **Uningá Review**, v. 29, n. 3, 2017. Disponível em: <https://revista.uninga.br/uningareviews/article/view/1976>. Acesso em: 10 ago. 2023.

LAKATOS, E. M.; MARCONI, M. de A. **Fundamentos de metodologia científica**. 9. ed. São Paulo: Atlas, 2021.

LEAL, J. A. L.; MELO, C. M. M. D. Processo de trabalho da enfermeira em diferentes países: uma revisão integrativa. **Revista Brasileira de Enfermagem**, v. 71, n. 2, p. 413-423, 2018.

LEDESMA-DELGADO, M. E.; MENDES, M. M. R. O processo de enfermagem como ações de cuidado rotineiro: construindo seu significado na perspectiva das enfermeiras assistenciais. **Revista Latino-Americana de Enfermagem**, Ribeirão Preto, v. 17, n. 3, p. 328-334, 2009. Disponível em: <http://www.scielo.br/scielo.php?script=sci_arttext&pid=S0104-11692009000300008&lng=en&nrm=iso>. Acesso em: 11 jul. 2023.

LEMOS, F. et al. Medicalização e normalização da sociedade. **Revista Polis e Psique**, v. 10, n. 3, p. 77-97, 2020.

LEONELLO, V. M.; VIEIRA, M. P. M.; DUARTE, T. C. R. Competencies for Educational Actions of Family Health Strategy Nurses. **Revista Brasileira de Enfermagem**, v. 71, n. 3, p. 1072-1078, 2018.

LEVCOVITZ, E.; GARRIDO, N. G. Saúde da Família: a procura de um modelo anunciado. **Cadernos de Saúde da Família**, v. 1, n. 1, p. 3-9, jan./jun.1996.

LIMA, B. F. C. et al. As dimensões do cuidado no processo de trabalho dos enfermeiros na atenção primária à saúde. **BEPA: Boletim Epidemiológico Paulista**, v. 17, n. 202, p. 1-20, 2020. Disponível em: <https://periodicos.saude.sp.gov.br/index.php/BEPA182/article/view/34259>. Acesso em: 11 jul. 2023.

LOPES; M. H. C. Nódulo de tireoide, quando puncionar? **Arquivos Brasileiros de Endocrinologia & Metabologia**, v. 52, supl. 4, jun. 2008. Disponível em: <https://www.tireoide.org.br/nodulo-de-tireoide-quando-puncionar>. Acesso em: 10 set. 2023.

LÓPEZ-RODRÍGUEZ, J. A. Overdiagnosis in Health Sciences: a Scope Review for Mental Health Conditions. **Atención Primaria**, v. 50, p. 65-69, 2018.

LOURENÇO, L. F. L. et al. A historicidade filosófica do conceito de saúde. **HERE**, v. 3, n. 1, p. 17-35, 2012.

LOWEN, I. M. V. et al. Inovação na prática assistencial do enfermeiro: ampliação do acesso na atenção primária. **Revista Brasileira de Enfermagem**, Brasília, v. 70, n. 5, p. 945- 951, 2017.

LUCENA, A. D. et al. Construção do conhecimento e do fazer enfermagem e os modelos assistenciais. **Revista da Escola de Enfermagem da USP**, v. 2, n. 40, p. 292-298, 2006.

LUDOVICO, A. S. G.; TONINI, T. Modelos assistenciais de enfermagem e reflexos na prática profissional. **Jornal de Dados PPGENFBIO**, Rio de Janeiro, 2018. Disponível em: <https://journaldedados.files.wordpress.com/2018/10/modelos-assistenciais-de-enfermagem-e-reflexos-na-prc3a1tica-profissional.pdf>. Acesso em: 12 jul. 2023.

LUZ, M. T.; BARROS, N. F. (Org.). **Racionalidades médicas e práticas integrativas em saúde**: estudos teóricos e empíricos. Rio de Janeiro: UERJ/IMS/Lappis, 2012. Disponível em: <https://lappis.org.br/site/wp-content/uploads/2021/07/racionalidades-medicas.pdf>. Acesso em: 10 ago. 2023.

MACHADO, M. D. F. A. S. et al. Integralidade, formação de saúde, educação em saúde e as propostas do SUS: uma revisão conceitual. **Ciência & Saúde Coletiva**, v. 12, n. 2, p. 335-342, 2007. Disponível em: <http://www.scielo.br/scielo.php?script=sci_arttext&pid=S1413-81232007000200009&lng=en&nrm=iso>. Acesso em: 11 jul. 2023.

MARQUES, W. et al. Iatrogenia nos procedimentos de enfermagem. **The Nurse Practitioner**, v. 42, p. 1-5, 2017. Disponível em: <https://www.nursingcenter.com/journalarticle?Article_ID=4230240&Journal_ID=54012&Issue_ID=4230239>. Acesso em: 10 jul. 2023.

MARQUIS, B. L.; HUSTON, C. J. **Administração e liderança em enfermagem**: teoria e prática. 8. ed. Porto Alegre: Artmed, 2015.

MARTINS, C. et al. Quaternary Prevention: Reviewing the Concept. **European Journal of General Practice**, v. 1, n. 24, p. 106-111, Dec. 2018.

MARTINS, R. de A. et al. **Contágio**: história da prevenção das doenças transmissíveis. São Paulo: Moderna, 1997.

MARX, K. **O capital**: crítica da economia política. São Paulo: Abril Cultural, 1983.

MASSAROLLO, M. C. K. B.; FERNANDES, M. de F. P.; SANTOS, M. J. dos. Ética e gerenciamento em enfermagem. In: KURCGANT, P. **Gerenciamento em enfermagem**. 3. ed. Rio de Janeiro: Guanabara Koogan, 2016. p. 13-20.

MATA, L. R. F. et al. Elaboração de diagnósticos e intervenções à luz de diferentes sistemas de classificações de enfermagem. **Revista da Escola de Enfermagem da USP**, v. 46, n. 6, p. 1512-1518, 2012. Disponível em: <https://www.scielo.br/j/reeusp/a/WJpRMHdxnDZkVXFPZK6ywGt/>. Acesso em: 10 set. 2023.

MATTA, G. C.; MOROSI, M. V. Atenção à saúde. In: PEREIRA, I. B. **Dicionário da educação profissional em saúde**. Rio de Janeiro: EPSJV, 2008. p. 39-43.

MCEWEN, M. Aspectos futuros na teoria em enfermagem. In: MCEWEN, M.; WILLS, E. M. **Bases teóricas de enfermagem**. 4. ed. Porto Alegre: Artmed, 2016. p. 590.

MCEWEN, M.; WILLS, E. M. **Bases teóricas de enfermagem**. 4. ed. Porto Alegre: Artmed, 2016.

MCWHINNEY, I. R. **Manual de medicina de família e comunidade**. 3. ed. Porto Alegre: Artmed, 2010.

MEDEIROS, E. A. G.; BOEHS, A. E.; HEIDEMANN, I. T. S. B. O papel do enfermeiro e as recomendações para a promoção da saúde da criança nas publicações da enfermagem brasileira. **Revista Mineira de Enfermagem**, v. 17, n. 2, p. 462-473, 2013.

MELEIS, A. I. **Theoretical Nursing**: Development and Progress. 5. ed. Philadelphia: Wolters Kluwer/Lippincott Williams & Wilkins, 2012.

MENDES, E. V. A abordagem das condições crônicas pelo Sistema Único de Saúde. **Ciência & Saúde Coletiva**, v. 23, n. 2, p. 431-435, 2018. Entrevista.

MENDES, E. V. **As redes de atenção à saúde**. Brasília: Organização Pan-Americana da Saúde, 2011. Disponível em: <https://bvsms.saude.gov.br/bvs/publicacoes/redes_de_atencao_saude.pdf>. Acesso em: 10 ago. 2023.

MENDES, E. V. As redes de atenção à saúde. **Ciência & Saúde Coletiva**, v. 15, n. 5, p. 2297-2305, 2010.

MENDES, E. V. **O cuidado das condições crônicas na atenção primária à saúde**: o imperativo da consolidação da estratégia da saúde da família. Brasília: Organização Pan-Americana da Saúde, 2012. Disponível em: <https://bvsms.saude.gov.br/bvs/publicacoes/cuidado_condicoes_atencao_primaria_saude.pdf>. Acesso em: 10 ago. 2023.

MENDES-GONÇALVES, R. B. **Práticas de saúde**: processos de trabalho e necessidades. São Paulo: Cefor, 1992.

MENDES-GONÇALVES, R. B. **Tecnologia e organização social das práticas de saúde**: características tecnológicas do processo de trabalho em saúde na rede estadual de centros de saúde de São Paulo. São Paulo: Hucitec, 1994.

MENEGHEL, S. N. **Epidemiologia**: exercícios indisciplinados. Porto Alegre: Tomo, 2015.

MERHY, E. E. **Saúde**: a cartografia do trabalho vivo. São Paulo: Hucitec, 2002.

MICHAELIS – Moderno Dicionário de Língua Portuguesa. **Assistir**. São Paulo: Melhoramentos, 2015a. Disponível em: <https://michaelis.uol.com.br/moderno-portugues/busca/portugues-brasileiro/assistir>. Acesso em: 12 jul. 2023.

MICHAELIS – Moderno Dicionário de Língua Portuguesa. **Cuidar**. São Paulo: Melhoramentos, 2015b. Disponível em: <https://michaelis.uol.com.br/moderno-portugues/busca/portugues-brasileiro/cuidar>. Acesso em: 10 set. 2023.

MICHAELIS – Moderno Dicionário de Língua Portuguesa. **Enfermagem**. São Paulo: Melhoramentos, 2015c. Disponível em: <https://michaelis.uol.com.br/moderno-portugues/busca/portugues-brasileiro/enfermagem/>. Acesso em: 12 jul. 2023.

MICHAELIS – Moderno Dicionário de Língua Portuguesa. **Gerenciar**. São Paulo: Melhoramentos, 2015d. Disponível em: <https://michaelis.uol.com.br/moderno-portugues/busca/portugues-brasileiro/gerenciar/>. Acesso em: 12 jul. 2023.

MONHO, B. M. F. et al. A comunicação na promoção da dignidade em cuidados paliativos: desafios para a enfermagem. **Revista Baiana de Enfermagem**, v. 35, e34788, 2021. Disponível em: <http://www.revenf.bvs.br/scielo.php?script=sci_arttext&pid=S2178-86502021000100401>. Acesso em: 10 ago. 2023.

MORELLI, T. C.; FERNANDES, M.; BASTOS, J. Determinação social do processo saúde-doença: conceito para uma nova prática em saúde. **Revista COES em Movimento**, Viçosa, n. 1, p. 1-33, 2013.

MORORÓ, D. D. S. et al. Análise conceitual de gestão de cuidado em enfermagem no âmbito hospitalar. **Acta Paulista de Enfermagem**, v. 30, n. 3, maio/jun. 2017. Disponível em: <https://www.scielo.br/j/ape/a/KkrK5LqytwSghLpg3vFzvbj/?lang=pt#>. Acesso em: 5 jul. 2023.

MOURA, E. C. C. et al. Relationship between the Implementation of Primary Nursing Model and the Reduction of Missed Nursing Care. **Journal of Nursing Management**, v. 28, n. 8, p. 2103-2112, 2020.

NAKAMURA, E. E. et al. The Potential of an Instrument to Identify Social Vulnerabilities and Health Needs: Collective Heal Knowdledge and Practices. **Revista Latino-Americana de Enfermagem**, Ribeirão Preto, v. 17, n. 2, p. 253-258, 2009.

NASCIMENTO, M. N. R. et al. Cuidados de enfermagem na proteção e prevenção de riscos para o enfermeiro: revisão da literatura. **Journal of Nursing Health**, v. 10, n. 5, 2020. Disponível em: <https://periodicos-old.ufpel.edu.br/ojs2/index.php/enfermagem/article/view/14717/11158>. Acesso em: 10 ago. 2023.

NHS. **Deprescribing**: a Practical Guide. Dec. 2019. Disponível em: <http://www.derbyshiremedicinesmanagement.nhs.uk/assets/Clinical_Guidelines/clinical_guidelines_front_page/Deprescribing.pdf>. Acesso em: 15 ago. 2022.

NIGHTINGALE, F. **Notas sobre enfermagem**. Ribeirão Preto: Cortez, 1989.

NOGUEIRA, G. A. M. et al. Teoria da intervenção práxica da enfermagem em saúde coletiva no suporte ao processo de enfermagem. In.: SIMPÓSIO PARAENSE DE SISTEMATIZAÇÃO DA ASSISTÊNCIA DE ENFERMAGEM, 3., 2019, Belém. Disponível em: <https://doity.com.br/anais/3spsaeabenpa/trabalho/118559>. Acesso em: 10 ago. 2023.

NOGUEIRA, R. P. **A saúde pelo avesso**. Natal: Seminare, 2003.

NORMAN, A. H.; TESSER, C. D. Prevenção quaternária na atenção primária à saúde: uma necessidade do Sistema Único de Saúde. **Cadernos de Saúde Pública**, Rio de Janeiro, v. 25, n. 9, p. 2012-2020, set. 2009. Disponível em: <https://www.scielo.br/j/csp/a/XcDF968JkS97DqmfD8RhqhF/?format=pdf&lang=pt>. Acesso em: 10 ago. 2023.

OGUISSO, T.; ZOBOLI, E. **Ética e bioética**: desafios para a enfermagem e a saúde. 2. ed. Barueri: Manole, 2017.

OLIVEIRA, C. M. D. et al. Percepção da equipe de enfermagem sobre a implementação do processo de enfermagem em uma unidade de um hospital universitário. **Reme: Revista Mineira de Enfermagem**, v. 16, n. 2, p. 258-263, jan./jun. 2012. Disponível em: <https://cdn.publisher.gn1.link/reme.org.br/pdf/v16n2a15.pdf>. Acesso em: 10 set. 2023.

OLIVEIRA, I. B. **Competências gerenciais nas ações inovadoras realizadas por enfermeiras na atenção primária à saúde**. 146 f. Dissertação (Mestrado em Enfermagem) – Universidade Federal do Paraná, Curitiba, 2020.

OLIVEIRA, M. A. C.; EGRY, E. Y. A historicidade das teorias interpretativas do processo saúde-doença. **Revista da Escola de Enfermagem da USP**, São Paulo, v. 34, n. 1, p. 9-15, 2000.

OLIVEIRA, N. R. **Redes de atenção à saúde**: a atenção à saúde organizada em redes. São Luiz: EDUFMA, 2016.

OMS – Organização Mundial da Saúde. **Marco para Ação em Educação Interprofissional e Prática Colaborativa**. Genebra, 2010. Disponível em: <https://www.gov.br/saude/pt-br/composicao/saes/dahu/seguranca-do-paciente/marco-para-acao-em-educacao-interprofissional-e-pratica-colaborativa-oms.pdf/view>. Acesso em: 5 jul. 2023.

OMS – Organização Mundial da Saúde. **Relatório da Conferência Internacional sobre Cuidados Primários de Saúde**. Genebra, 1978. Disponível em: <https://bvsms.saude.gov.br/bvs/publicacoes/declaracao_alma_ata.pdf>. Acesso em: 10 set. 2023.

OPAS – Organização Pan-Americana da Saúde. **Ampliação do papel dos enfermeiros na atenção primária à saúde**. Washington, 2018. Disponível em: <https://iris.paho.org/handle/10665.2/34960>. Acesso em: 10 ago. 2023.

OPAS – Organização Pan-Americana da Saúde. **Diretriz estratégica para a enfermagem na Região das Américas**. Washington, 2019. Disponível em: <https://www.paho.org/pt/documentos/diretriz-estrategica-para-enfermagem-na-regiao-das-americas>. Acesso em: 10 ago. 2023.

OPAS – Organização Pan-Americana da Saúde. **Informe Dawson sobre el Futuro de los Servicios Medicos y Afines, 1920**. Washington, 1964. Disponível em: <https://iris.paho.org/bitstream/handle/10665.2/1133/42178.pdf?sequence=1&isAllowed=y>. Acesso em: 10 ago. 2023.

OVIEDO, R. A. M.; CZERESNIA, D. O conceito de vulnerabilidade e seu caráter biossocial. **Interface**, v. 19, n. 53, p. 237-249, 2015.

PAIM, J. S. **Desafios para a saúde coletiva no século XXI**. Salvador: EDUFBA, 2006.

PAIM, J. S. **Modelos assistenciais: reformulando o pensamento e incorporando a proteção e a promoção da saúde**. Notas para discussão nos Seminários Temáticos Permanentes. Brasília, 2001. Disponível em: <https://repositorio.ufba.br/handle/ri/6168>. Acesso em: 10 ago. 2023.

PAIM, J. S. Modelos de atenção à saúde no Brasil. In: GIOVANELLA, L. **Políticas e sistema de saúde no Brasil**. Rio de Janeiro: Fiocruz, 2008. p. 547-573.

PAIM, J. S. Modelos de atenção e vigilância em saúde. In: ROUQUAYROL, M. Z. **Epidemiologia e saúde**. Rio de Janeiro: Medsi, 2003. p. 567-586.

PAIM, J. S. Por um planejamento das práticas de saúde. **Ciência & Saúde Coletiva**, v. 4, n. 2, p. 243-261, 1999.

PARREIRA, P. et al. Work Methods for Nursing Care Delivery. **International Journal of Environmental Research and Public Health**, v. 18, n. 4, 2021. Disponível em: <https://www.mdpi.com/1660-4601/18/4/2088>. Acesso em: 10 ago. 2023.

PAULA, M. et al. Características do processo de trabalho do enfermeiro da estratégia de saúde da família. **Revista Mineira de Enfermagem**, Belo Horizonte, v. 18, n. 2, p. 454-462, 2014. Disponível em: <https://pesquisa.bvsalud.org/portal/resource/pt/lil-727280>. Acesso em: 10 ago. 2023.

PEDUZZI, M. et al. Trabalho em equipe: uma revisita ao conceito e a seus desdobramentos no trabalho interprofissional. **Trabalho, Educação e Saúde**, v. 18, sup. 1, p. 1-20, 2020.

PEDUZZI, M. Mudanças tecnológicas e seu impacto no processo de trabalho em saúde. **Trabalho, Educação e Saúde**, v. 1, n. 1, p. 75-91, 2002.

PEDUZZI, M.; SCHRAIBER, L. B. Processo de trabalho em saúde. In: PEREIRA, I. B.; LIMA, J. C. F. (Org.). **Dicionário da educação profissional em saúde**. 2. ed. rev. e ampl. Rio de Janeiro: EPSJV, 2008. p. 320-328.

PEDUZZI, M.; SILVA, A. M.; LIMA, M. A. D. S. Enfermagem como prática social e trabalho em equipe. In: SOARES, C. B.; CAMPOS, C. M. S. (Org.). **Fundamentos de saúde coletiva e o cuidado de enfermagem**. Barueri: Manole, 2013. p. 217-243.

PELLIN, P. P.; ROSA, R. S. Prevenção quaternária: conceito, importância e seu papel na educação profissional. **Saberes Plurais**, v. 2, n. 14, p. 9-22, 2018.

PEREIRA, G. N. et al. Relação entre sistematização da assistência de enfermagem e segurança do paciente. **Enfermagem em Foco**, Brasília, v. 8, n. 2, p. 21-25, 2017.

PERIARD, G. **A hierarquia de necessidades de Maslow**: o que é e como funciona. 5 mar. 2018. Disponível em: <https://www.gov.br/infraestrutura/pt-br/assuntos/portal-da-estrategia/artigos-gestao-estrategica/a-hierarquia-de-necessidades-de-maslow#:~:text=Maslow%2C%20baseia%2Dse%20na%20id%C3%A9ia,necessidades%20de%20n%C3%ADvel%20mais%20alto>. Acesso em: 11 jul. 2023.

PERNA, P.; CHAVES, M. M. N. O materialismo histórico-dialético e a teoria da intervenção práxica da enfermagem em saúde coletiva: a demarcação do 'coletivo' para a ação da Enfermagem. **Revista Trabalho Necessário**, v. 6, n. 6, 2008. Disponível em: <https://periodicos.uff.br/trabalhonecessario/article/view/4631>. Acesso em: 10 ago. 2023.

PERROS, F.; KOUMPOS, A. Overdiagnosis: the Silent Pandemic of the West? **Public Health and Toxicology**, v. 2, n. 1, p. 1-4, 2022.

PESSINI, L.; BARCHIFONTAINE, C. **Fundamentos da bioética**. São Paulo: Paulus, 1996.

PICCHIAI, D. Competências gerenciais: caso de um hospital público. **Caderno de Gestão Pública e Cidadania**, São Paulo, v. 13, n. 52, p. 19-41, 2008.

PIRES, D. **Reestruturação produtiva e trabalho em saúde**. São Paulo: Annablume, 2008.

PORTA, M. (Ed.). **A Dictionary of Epidemiology**. 6. ed. New York: Oxford University Press, 2014.

PORTELA, G. Z. Atenção primária à saúde: um ensaio sobre conceitos aplicados aos estudos nacionais. **Physis: Revista de Saúde Coletiva**, v. 27, n. 2, p. 255-276, 2017.

POTTER, P. A. et al. **Fundamentos de enfermagem**. 9. ed. Rio de Janeiro: Guanabara Koogan, 2018.

POTTER, V. R. **Bioethics**: Bridge to the Future. Englewood Cliffs: Prentice Hall, 1971.

POTTER, V. R. Bioethics: the Science of Survival. **Perspectives in Biology and Medicine**, n. 14, p. 127-153, 1970.

POTTIE, K. et al. Deprescribing Benzodiazepine Receptor Agonists: Evidence Based Clinical Practice Guideline. **Canadian Family Physician**, v. 64, n. 5, p. 339-351, 2018. Disponível em: <https://www.ncbi.nlm.nih.gov/pmc/articles/PMC5951648>. Acesso em: 10 jul. 2023.

REZENDE, J. M. Dos quatro humores às quatro bases. In: REZENDE, J. M. **À sombra do plátano**: crônicas de história da medicina. São Paulo: Ed. da Unifesp, 2009. p. 49-53. Disponível em: <https://books.scielo.org/id/8kf92/pdf/rezende-9788561673635-05.pdf>. Acesso em: 10 set. 2023.

RIBEIRO, M. Entenda o que é morte assistida e saiba que países discutem sua aprovação. **Isto é Dinheiro**, 14 dez. 2022. Disponível em: <https://istoedinheiro.com.br/entenda-o-que-e-morte-assistida-e-saiba-que-paises-discutem-sua-aprovacao/>. Acesso em: 10 set. 2023.

ROACH, M. S. **The Human Act of Caring**: a Blueprint of the Health Professions. Ottawa: Canadian Hospital Association, 1993.

ROCHA, P. R.; DAVID, H. M. S. L. Determinação ou determinantes? Uma discussão com base na teoria da produção social da saúde. **Revista da Escola de Enfermagem da USP**, São Paulo, v. 49, n. 1, p. 129-135, 2015.

RODRIGUES, C. L. Humores e temperamentos: considerações sobre a Teoria Hipocrática. **Revista Páginas de Filosofia**, v. 9, n. 2, p. 109-120, 2020.

ROJAS, R. A. **Epidemiologia**: epidemiologia básica. Buenos Aires: Intermédica, 1974. Tomo I.

ROSE, N. Beyond Medicalisation. **Lancet**, n. 369, p. 700-702, 2007. Disponível em: <https://pubmed.ncbi.nlm.nih.gov/17321317/>. Acesso em: 10 ago. 2023.

ROSEN, G. **Uma história da saúde pública**. São Paulo: Hucitec, 1994.

ROUQUAYROL, M. Z.; ALMEIDA FILHO, N. **Epidemiologia e saúde**. Rio de Janeiro: Guanabara Koogan, 2003.

ROUQUAYROL, M. Z.; GURGEL, M. **Epidemiologia e saúde**. Rio de Janeiro: Medbook, 2017.

ROUQUAYROL, M. Z.; GURGEL, M. **Rouquayrol**: epidemiologia & saúde. 8. ed. Rio de Janeiro: MedBook, 2018.

RUDIO, F. V. **Introdução ao projeto de pesquisa científica**. Petrópolis: Vozes, 2004.

SADE, P. M. C.; PERES, A. M.; WOLFF, L. D. G. A formação das competências gerenciais do enfermeiro: revisão integrativa. **Revista de Enfermagem da UFPE**, Recife, v. 8, n. 6, p. 1739-1745, 2014.

SANCHES, M. A. **Disciplina Introdução e História da Bioética, do Programa de Biotecnologia Aplicada à Saúde da Criança e do Adolescente da Faculdades Pequeno Príncipe**. Curitiba, 10 set. 2012. Notas de aulas.

SANCHEZ, M. C. O. et al. Processo de trabalho gerencial: comparativo entre clínicas comunitárias em família. **Revista de Enfermagem da UFPR**, v. 12, n. 12, p. 3295-3303, 2018.

SANNA, M. C. Os processos de trabalho em enfermagem. **Revista Brasileira de Enfermagem**, Brasília, v. 60, n. 2, p. 221-224, 2007. Disponível em: <https://www.scielo.br/j/reben/a/tdR5hDyyjjGRqZ8ytgGqHsz/abstract/?lang=pt>. Acesso em: 10 ago. 2023.

SANTOS FILHO, A.; VIEIRA, L. **Sobrediagnóstico (Overdiagnosis)**. Subsecretaria de Saúde, Gerência de Informações Estratégicas em Saúde CONECTA-SUS, 6 maio 2022. Disponível em: <https://www.saude.go.gov.br/files// conecta-sus/produtos-tecnicos/2022/Sobrediagn%C3%B3stio%20 (Overdiagnosis).pdf>. Acesso em: 10 jul. 2023.

SANTOS, D. S.; MISHIMA, S. M.; MERHY, E. E. Processo de trabalho na estratégia de saúde da família: potencialidades da subjetividade do cuidado para reconfiguração do modelo de atenção. **Ciência & Saúde Coletiva**, Rio de Janeiro, v. 23, n. 3, p. 861-870, 2018.

SANTOS, S. S. C. Perfil de egresso de Curso de Enfermagem nas Diretrizes Curriculares Nacionais: uma aproximação. **Revista Brasileira de Enfermagem**, Brasília, v. 59, n. 2, p. 217-221, abr. 2006. Disponível em: <http://www.scielo.br/scielo.php?script=sci_arttext&pid=S0034-71672006000200018&lng=en&nrm=iso>. Acesso em: 11 jul. 2023.

SCHNEIDERMAN, L. J. The (Alternative) Medicalization of Life. **The Journal of Law, Medicine & Ethics**, v. 31, n. 2, p. 191-197, 2003.

SCHOPF, K. et al. Prevenção quaternária: da medicalização social à atenção integral na Atenção Primária à Saúde. **Escola de Enfermagem Anna Nery**, p. 1-8, 2022. Disponível em: <https://www.scielo.br/j/ean/a/TFTmRw8hv8BgqGnxjFM9qff/?format=pdf&lang=pt>. Acesso em: 10 ago. 2023.

SCLIAR, M. História do conceito de saúde. **Physis: Revista de Saúde Coletiva**, Rio de Janeiro, v. 16, n. 1, p. 29-41, 2007.

SCORSOLINI-TOMIN, F.; FIGUEIREDO, I. A. Concepções de saúde, doença e cuidado em *Primeiras estórias*, de Guimarães Rosa. **Saúde e Sociedade**, São Paulo, v. 27, n. 3, p. 883-897, 2018.

SENS, M. M.; STAMM, A. M. N. F. A percepção dos médicos sobre as dimensões da violência obstétrica e/ou institucional. **Interface – Comunicação, Saúde, Educação**, Botucatu, v. 23, 2019. Disponível em: <https://www.scielo.br/j/icse/a/jQy8NkBxxx5Zgw3wrpnPY9n/?lang=pt>. Acesso em: 10 ago. 2023.

SERRADILHA, A. de F. Z.; DUARTE, M. T. C.; TONETE, V. L. P. Health Promotion by Nursing Technicians from the Nurses' Perspective. **Revista Brasileira de Enfermagem**, v. 72, n. 4, p. 979-987, 2019.

SGRECCIA, E. **Manual de bioética**: fundamentos e ética biomédica. 2. ed. São Paulo: Loyola, 2002.

SIEWERT, J. S. et al. Gestão do cuidado integral em enfermagem: reflexões sob a perspectiva do pensamento complexo. **Revista Mineira de Enfermagem**, v. 21, e-1047, 2017. Disponível em: <https://www.researchgate.net/publication/321090325_MANAGEMENT_OF_INTEGRAL_CARE_IN_NURSING_REFLECTIONS_UNDER_THE_PERSPECTIVE_OF_COMPLEX_THINKING>. Acesso em: 10 ago. 2023.

SILVA, A. C. S.; CHIRELLI, M. Q. Sistematização do Cuidado em Saúde: análise temática da formação dos enfermeiros. In: CONGRESSO IBERO-AMERICANO EM INVESTIGAÇÃO QUALITATIVA, 8., 2019, Lisboa. **Anais**... Lisboa, 2019. p. 488-497. Disponível em: <https://proceedings.ciaiq.org/index.php/CIAIQ2019/article/view/2187>. Acesso em: 10 set. 2023.

SILVA, E. A.; URASAKI, M. B. M.; FLORES, Q. R. S. Concepções de cuidado e relações de poder na saúde da mulher. **Revista Família, Ciclos de Vida e Saúde no Contexto Social**, v. 6, n. 1, 2018. Disponível em: <http://www.redalyc.org/articulo.oa?id=497955422009>. Acesso em: 4 jul. 2023.

SILVA, E. S.; LINS, G. A.; CASTRO, E. M. N. V. Historicidade e olhares sobre o processo saúde-doença: uma nova percepção. **Revista Sustinere**, Rio de Janeiro, v. 4, n. 2, p. 171-186, 2016. Disponível em: <https://www.researchgate.net/publication/312959359_Historicidade_e_olhares_sobre_o_processo_saude-doenca_uma_nova_percepcao>. Acesso em: 10 ago. 2023.

SILVA, F. A. M.; CASSIANI, S. H. B.; FREIRE FILHO, J. R. A educação interprofissional em saúde na região das Américas. **Revista Latino-Americana de Enfermagem**, v. 26, sup. e3013, 2018. Disponível em: <https://www.scielo.br/j/rlae/a/LqB4mxyVxHbK9TCtNr8Yxcm/?format=pdf&lang=pt>. Acesso em: 10 ago. 2023.

SILVA, M. J. P.; GIMENES, O. M. P. V. Eu: o cuidador. **O Mundo da Saúde**, São Paulo, v. 24, n. 4, p. 307-309, 2000.

SILVA, M. T. M. C. **Método de trabalho de enfermeiro responsável**: melhoria da qualidade. 179 f. Dissertação (Mestrado em Enfermagem) – Escola Superior de Enfermagem de Porto, Porto, 2017.

SILVA, P. S. Migração venezuelana: reflexões sobre comunicação verbal produzida por enfermeiros da Atenção Primária à Saúde. **Revista Baiana de Enfermagem**, v. 35, 2021. Disponível em: <https://periodicos.ufba.br/index.php/enfermagem/article/view/45296>. Acesso em: 10 ago. 2023.

SILVA, R. N. A. et al. Conhecimento e entendimento de enfermeiros sobre as ações gerenciais na atenção primária à saúde. **Ciência & Saúde**, Porto Alegre, v. 9, n. 1, p. 21-29, 2016.

SILVA-JÚNIOR, A. G.; ALVES, C. A. Modelos assistenciais em saúde: desafios e perspectivas. In: MOROSINI, M. V.; CORBO, A. M. **Modelos de atenção e a saúde da família**. Rio de Janeiro: EPSJV; Fiocruz, 2007. p. 27-41.

SOARES, C. B.; CAMPOS, C. M. S. (Org.). **Fundamentos de saúde coletiva e cuidado de enfermagem**. Barueri: Manole, 2013.

SOUSA, S. M. et al. Cuidado integral: desafio na atuação do enfermeiro. **Revista Brasileira de Enfermagem**, v. 70, n. 3, p. 529-536, 2017. Disponível em: <https://www.scielo.br/j/reben/a/SxRVC7KHLpjH4b5ygnsSV9f/abstract/?lang=pt>. Acesso em: 05 set 2023.

SOUZA, A. L. et al. Prevenção quaternária: percepções, possibilidades e desafios na atenção primária à saúde. **Enfermagem Brasil**, v. 20, n. 6, p. 764-782, 2022.

SOUZA, G. C. et al. Teamwork in Nursing: Restricted to Nursing Professionals or an Interprofessional Collaboration. **Revista da Escola de Enfermagem da USP**, v. 50, n. 4, p. 640-647, 2016.

SOUZA, M. D. L. D. et al. O cuidado em enfermagem: uma aproximação teórica. **Texto & Contexto – Enfermagem**, v. 14, p. 266-270, 2005. Disponível em: <https://www.scielo.br/j/tce/a/RPGd7WQhG6bbszqZZzjG4Rr/?lang=pt&format=html>. Acesso em: 11 jul. 2023.

SOUZA, P. B. et al. Perception of Post-Stroke Patients on Case Management Conducted by Nurses. **Revista da Escola de Enfermagem da USP**, v. 55, 2021. Disponível em: <https://www.scielo.br/j/reeusp/a/S5YQkzjmsC78N8W4KrdjMXb>. Acesso em: 10 ago. 2023.

SOUZA, R. R. Prefácio. In: EGRY, E. Y. (Org.). **As necessidades em saúde na perspectiva da atenção básica**: guia para pesquisadores. São Paulo: Dedone, 2008. p. 9-10.

STARFIELD, B. **Atenção primária**: equilíbrio entre necessidades de saúde, serviços e tecnologia. 2. ed. Brasília: Unesco; Ministério da Saúde, 2004. Disponível em: <https://www.nescon.medicina.ufmg.br/biblioteca/imagem/0253.pdf>. Acesso em: 5 jul. 2023.

STEDILE, N. L. R.; TEIXEIRA, N. S. Educação permanente em saúde: do conceito ao cotidiano dos serviços de saúde. In: THOFEHRN, M. B. **Enfermagem**: manual de gerenciamento. Porto Alegre: Moriá, 2016. p. 47-69.

STEFFEN, R. E. et al. Rastreamento populacional para o câncer de próstata: mais riscos que benefícios. **Physis: Revista de Saúde Coletiva**, v. 28, n. 2, p. 1-12, 2018. Disponível em: <https://www.scielo.br/j/physis/a/FHvKxgpcTM7TcLBdrzmYF5h/?lang=pt>. Acesso em: 10 jul. 2023.

STEWART, M. et al. **Medicina centrada na pessoa**: transformando o método clínico. Porto Alegre: Artmed, 2010.

TAVARES, F. M. Reflexões acerca da iatrogenia e educação médica. **Revista Brasileira de Educação Médica**, v. 31, n. 2, p. 180-185, 2007.

TAVARES, M. F. L. et al. Health Promotion in Professional Education: Challenges in Health and the Need to Achieve in Other Sectors. **Ciência & Saúde Coletiva**, v. 21, n. 6, p. 1799-1808, 2016.

TEIXEIRA, M. D.; PAIM, J. S. Os programas especiais e o novo modelo assistência. **Cadernos de Saúde Pública**, v. 6, n. 3, p. 264-277, 1990.

TESSER, C. D. Convergências entre prevenção quaternária e promoção da saúde. **Revista Brasileira de Medicina de Família e Comunidade**, v. 15, n. 42, 2020. Disponível em: <https://rbmfc.org.br/rbmfc/article/view/2515>. Acesso em: 10 ago. 2023.

TESSER, C. D. Cuidado clínico e sobremedicalização na atenção primária em saúde. **Trabalho, Educação & Saúde**, v. 17, n. 2, 2019. Disponível em: <https://www.tes.epsjv.fiocruz.br/index.php/tes/issue/view/9>. Acesso em: 10 ago. 2023.

TESSER, C. D. Por que é importante a prevenção quaternária na prevenção? **Revista de Saúde Pública**, v. 51, n. 116, p. 1-9, 2017. Disponível em: <https://www.scielo.br/j/rsp/a/LCcGzDHGPMPDCfwP6gf3cdg/?format=pdf&lang=pt>. Acesso em: 10 ago. 2023.

TESSER, C. D. Prevenção quartenária para humanização da Atenção Primária à Saúde. **O Mundo da Saúde**, São Paulo, v. 36, n. 3, p. 416-426, 2012. Disponível em: <https://bvsms.saude.gov.br/bvs/artigos/mundo_saude/prevencao_quaternaria_humanizacao_atencao_primaria.pdf>. Acesso em: 10 ago. 2023.

TESSER, C. D.; DALLEGRAVE, D. Práticas integrativas e complementares e medicalização social: indefinições, riscos e potências na atenção primária à saúde. **Cadernos de Saúde Pública**, v. 36, n. 9, 2020. Disponível em: <https://www.scielo.br/j/csp/a/fNcSWwm5tSXLjcxYV7ncj5p/?lang=pt&format=pdf>. Acesso em: 10 set. 2023.

TESSER, C. D.; NORMAN, A. H. Prevenção quaternária e práticas integrativas e complementares em saúde (I). **Revista Brasileira de Medicina de Família e Comunidade**, v. 15, n. 42, 2020. Disponível em: <https://rbmfc.org.br/rbmfc/article/view/2551>. Acesso em: 10 ago. 2023.

TESSER, C. D.; NORMAN, A. H. Prevenção quaternária e práticas integrativas e complementares (II): aproximação contextual. **Revista Brasileira de Medicina de Família e Comunidade**, v. 16, n. 43, 2021. Disponível em: <https://rbmfc.org.br/rbmfc/article/view/2566>. Acesso em: 10 ago. 2023.

TESSER, C. D.; PEZZATO, L. M.; SILVA, E. N. Medicalização social e odontologia: possíveis aproximações. **Saúde e Sociedade**, v. 24, n. 4, p. 1349-1361, 2015.

TIEDEMAN, M. E.; LOOKINLAND, S. Tradicional Models of Care Delivery: What Have We Learned? **The Journal of Nursing Administration**, Massachusetts, v. 34, n.5, p. 291-297, 2004.

TOSCAS, S. F.; TOSCAS, F. Sobrediagnóstico e suas implicações na engenharia clínica. **Revista Bioética**, v. 23, n. 3, p. 535-541, 2015.

VALE, E. G. **Conceito de cuidado de enfermagem**: contribuição para o ensino de graduação. 153 f. Tese (Doutorado em Enfermagem) – Universidade Federal do Ceará, Fortaleza, 2008.

VALE, E. G.; PAGLIUCA, L. M. F. Construção de um conceito de cuidado de enfermagem: contribuição para o ensino de graduação. **Revista Brasileira de Enfermagem**, Brasília, v. 64, n. 1, p. 106-113, 2011.

VALENTIM, L. V. et al. Percepção dos profissionais de enfermagem quanto ao trabalho em equipe. **Revista Baiana de Enfermagem**, v. 34, e37510, 2020. Disponível em: <https://periodicos.ufba.br/index.php/enfermagem/article/view/37510>. Acesso em: 10 ago. 2023.

VAN DIJK, W. et al. Medicalisation and Overdiagnosis: What Society Does to Medicine. **International Journal of Health Policy and Management**, v. 5, n. 11, p. 619-622, 2016. Disponível em: <https://www.ncbi.nlm.nih.gov/pmc/articles/PMC5088721>. Acesso em: 10 ago. 2023.

VARGAS, I. et al. Barriers to Healthcare Coordination in Market-Based and Decentralized Public Health Systems: a Qualitative Study in Healthcare Networks of Colombia and Brazil. **Health Policy and Planning**, Reino Unido, v. 31, n. 6, p. 736-748, 2016. Disponível em: <https://www.ncbi.nlm.nih.gov/pmc/articles/PMC4916317>. Acceso em: 10 ago. 2023.

VENDRUSCOLO, C. et al. A prevenção quaternária e a interprofissionalidade na atenção primária à saúde. In: VENDRUSCOLO, C.; TESSER, C. D.; ADAMY, E. K. (Org.). **Prevenção quaternária**: proposições para a educação e prática interprofissional na Atenção Primária à Saúde. Porto Alegre: Moriá, 2021. p. 46-66.

VENTURA-SILVA, J. M. A. et al. Métodos de trabalho dos enfermeiros em hospitais: Scoping Review. **Journal Health NPEPS**, Curitiba, v. 6, n. 2, p. 278-295, 2021.

VIANA, M. R. P. et al. A operacionalização do processo de cuidar em enfermagem em uma unidade de terapia intensiva materna. **Revista de Pesquisa Cuidado é Fundamental**, v. 10, n. 3, p. 696-703, 2018. Disponível em: <https://pesquisa.bvsalud.org/portal/resource/pt/biblio-906379>. Acesso em: 10 ago. 2023.

VIANNA, L. A. C. **Unidades de conteúdo**: processo saúde-doença. Especialização em Saúde da Família: Turma 2. São Paulo: Unifesp, 2012.

WERNECK, M. A. F.; FARIA, H. P.; CAMPOS, K. F. C. **Protocolo de cuidados à saúde e de organização do serviço**. Belo Horizonte: Nescon/UFMG; Coopmed, 2009. Disponível em: <https://www.nescon.medicina.ufmg.br/biblioteca/imagem/1750.pdf>. Acesso em: 5 jul. 2023.

WHO – World Health Organization. **Constitution of the World Health Organization**. 1948. Disponível em: <https://www.who.int/about/governance/constitution>. Acesso em: 12 jul. 2023.

WHO – World Health Organization. **The Ottawa Charter for Health Promotion**. Ottawa, 1986. Disponível em: <https://iris.who.int/handle/10665/349652>. Acesso em: 10 set. 2023.

WHO – World Health Organization. **WHO Traditional Medicine Strategy**: 2014-2023. Genebra, 2013. Disponível em: <https://www.who.int/publications/i/item/9789241506096>. Acesso em: 10 set. 2023.

WHO – World Health Organization. **World Health Statistics 2022**: Monitoring Health for the SDGs, Sustainable Development Goals. Geneva, 2022. Disponível em: <https://www.who.int/publications/i/item/9789240051157>. Acesso em: 10 set. 2023.

Respostas[1]

Capítulo 1
Questões para revisão

1. c
2. a
3. d
4. A relação entre modelos de atenção à saúde e prevenção quaternária é complexa em razão da diversidade de abordagens existentes. Para promoverem eficazmente a prevenção quaternária, os atuais modelos de atenção à saúde podem adotar abordagens multidisciplinares que enfatizem a avaliação cuidadosa dos benefícios e dos riscos das intervenções. Isso pode ser alcançado por meio da implementação de diretrizes clínicas baseadas em evidências que desencorajem o uso excessivo de procedimentos invasivos, promovendo a atenção à saúde personalizada e informada. Além disso, a educação contínua de profissionais de saúde sobre os princípios da prevenção quaternária é fundamental para sensibilizá-los sobre os potenciais danos das intervenções médicas desnecessárias.
5. Um exemplo de como um modelo de atenção à saúde baseado na prevenção quaternária pode beneficiar os pacientes e o sistema de saúde diz respeito à redução de iatrogenias e custos desnecessários. Suponhamos um paciente idoso com múltiplas condições de saúde. Um modelo que prioriza a prevenção quaternária evitaria a prescrição excessiva de medicamentos potencialmente prejudiciais,

---

[1] As fontes citadas nesta seção constam na lista final de referências.

como benzodiazepínicos, que poderiam causar quedas e efeitos colaterais graves. Isso resultaria em menos hospitalizações, menos efeitos adversos para o paciente e uma economia significativa para o sistema de saúde. Além disso, o foco na prevenção quaternária promoveria uma abordagem mais centrada no paciente, respeitando-se sua autonomia e qualidade de vida.

Questões para reflexão

1. A resposta deve fazer referência a Gil e Maeda (2013) e Fertonani et al. (2015), apontando como contribuições aquelas que impulsionaram a construção de um novo paradigma para pensar e produzir saúde, orientado pelos princípios do SUS, considerando o acesso universal e igualitário, a regionalização, a hierarquização e a descentralização dos serviços de saúde, o atendimento na lógica da integralidade e a participação popular.
2. A resposta deve fazer referência a Norman e Tesser (2009) e Schopf et al. (2022), pontuando a necessidade de que os profissionais das equipes de saúde, para além dos médicos, incorporem a prevenção quaternária em suas práticas, iniciando ainda durante a formação profissional tal incorporação, de forma a investir na educação interprofissional, somada aos processos de educação permanente, assim como na avaliação das práticas e modelos de atenção à saúde.

Capítulo 2

Questões para revisão

1. d
2. a
3. b

4. Está relacionada ao conhecimento profissional e ao cuidado prático e de proximidade, centrado na pessoa e nos valores humanitários.
5. Para a escolha e o planejamento do melhor método, o enfermeiro precisa desenvolver competências e habilidades, de forma a identificar a necessidade do serviço e do paciente, assim como a disponibilidade de pessoas, recursos físicos e materiais.

Questões para reflexão

1. Ao longo do capítulo foram apresentadas algumas questões para reflexão. Essas questões não têm respostas certas ou erradas, e sim propõem a aplicabilidade na vida real, condição que demanda conhecer o contexto, bem como a condição social e de trabalho da população atendida pelo enfermeiro.

Capítulo 3
Questões para revisão

1. b
2. e
3. d
4. As principais características da medicalização devem ser apontadas na resposta, como: a percepção distorcida de eventos da vida como doenças que não eram assim percebidas anteriormente, levando a um aumento de utilização de técnicas, exames e tratamentos dos mais diversos; a diminuição da percepção da população de que é capaz de realizar por si mesma o autocuidado, o que promove uma certa dependência dos profissionais de saúde para essa função (autocuidado).
5. Tem como objetivo diminuir danos para o paciente, restringir custos, assim como melhorar sua qualidade de vida, ajudando a pessoa a interromper tratamentos considerados iatrogênicos.

Questões para reflexão

1. Profissionais de saúde indicam a necessidade de manter o peso adequado, fazer exercícios físicos, ter exames laboratoriais dentro dos parâmetros de normalidade da população, sem considerar características individuais. Políticas públicas de saúde incluem cada vez mais testes de *screening* sem a análise de sua eficácia de modo imparcial. A mídia difunde de diversas maneiras o culto ao saudável (por exemplo, dificilmente um personagem principal vai assumir estereótipos não saudáveis). Indústrias farmacêuticas difundem anúncios de seus produtos nos mais variados contextos. A indústria alimentícia tem mudado o discurso de suas propagandas e realizado diversos lançamentos de alimentos "saudáveis".

2. A resposta deve contemplar a percepção de que a sobremedicalização seria apenas uma das formas de medicalização, quando o profissional prescritor indica a utilização de um medicamento ou tratamento sem a análise da relação entre seus efeitos benéficos e os efeitos iatrogênicos dessa indicação.

3. Psiquiatria. A explicação deve trazer uma análise de como os diagnósticos relativos à saúde mental perderam seu estigma negativo e, atualmente, refletem uma característica de inclusão e aceitação da diversidade.

4. A análise deve considerar a falta de conhecimento das características iatrogênicas dos medicamentos utilizados pelo indivíduo, devendo-se considerar os casos em que as equipes de saúde não orientam a população sobre esses aspectos.

5. A resposta deve identificar os aspectos da APS que têm tendências desmedicalizantes e apontá-los em outras realidades da assistência à saúde.

Capítulo 4
Questões para revisão
1. "Art. 3º Os níveis de saúde expressam a organização social e econômica do País, tendo a saúde tem como determinantes e condicionantes, entre outros, a alimentação, a moradia, o saneamento básico, o meio ambiente, o trabalho, a renda, a educação, o transporte, o lazer e o acesso a bens e serviços essenciais" (Brasil, 1990a).
2. O período pré-patogênico, também conhecido como *período epidemiológico*, considera a interação entre os fatores do agente, do hospedeiro e do ambiente; nesse período, é possível realizar ações de promoção e proteção à saúde. O período patogênico diz respeito ao momento em que o hospedeiro manifesta os sinais ou sintomas e ocorre o início do tratamento; compreende a prevenção secundária e terciária.
3. a
4. c
5. b

Capítulo 5
Questões para revisão
1. c

   Comentário: A Resolução n. 358, de 15 de outubro de 2009, do Conselho Federal de Enfermagem (Cofen, 2009), que dispõe sobre a Sistematização da Assistência de Enfermagem (SAE) e a implementação do processo de enfermagem em ambientes, públicos ou privados, em que ocorre o cuidado profissional de enfermagem, em seu art. 2º, apresenta o processo de enfermagem organizado em cinco etapas inter-relacionadas, interdependentes e recorrentes: coleta de dados de enfermagem ou histórico de enfermagem, diagnóstico, planejamento, implementação ou instrumentação e avaliação.

2. d

    Comentário: Segundo Sanna (2007), os enfermeiros, uma vez que são profissionais competentes, dotados de conhecimentos, habilidades e atitudes que compõem o cuidar, atuam em cinco cenários, de forma isolada ou concomitantemente: assistência, gerência, ensino, pesquisa e participação política.

3. e

    Comentário: Conforme Horta (2005), os recursos utilizados pela enfermagem para cuidar, também denominados *instrumentos*, são: a observação, a criatividade, a comunicação, o trabalho em equipe, o planejamento, a avaliação, a destreza manual e o método científico ou de resolução de fenômenos. Esse conjunto de instrumentos ajuda o profissional a organizar o cuidado a partir de um pensamento crítico, metodológico e sistematizado.

4. Trata-se de uma das etapas do processo de enfermagem, descrita na Resolução n. 358/2009. O planejamento de enfermagem corresponde à fase em que ocorre o estabelecimento de prioridades para os problemas diagnosticados e a fixação de resultados, mediante a tomada de decisão, tornando o cuidado menos intuitivo por exigir aplicação sistemática do conhecimento em situações específicas. É por meio do planejamento que há a determinação dos resultados que se espera alcançar, bem como das ações ou intervenções de enfermagem que serão realizadas diante das respostas da pessoa, da família ou da coletividade humana em dado momento do processo saúde-doença, em relação aos problemas identificados na etapa de diagnóstico de enfermagem.

5. No Brasil, Horta (2005) introduziu de forma pioneira um modelo de assistência de enfermagem, denominado *teoria das necessidades humanas básicas*, segundo os conceitos propostos por Maslow em 1943,

culminando com a proposição do processo de enfermagem, com etapas inter-relacionadas, como forma de sistematizar as ações de cuidado ao ser humano.

Questões para reflexão

1. A resposta deve expor que o cuidado de enfermagem é aquele realizado por uma categoria profissional autônoma e comprometida com a produção e a gestão do cuidado, apoiado nos pressupostos éticos, legais, técnicos, científicos, teóricos e filosóficos da profissão, valendo-se de instrumentos para prover ações de cuidado com competência.
2. A resposta deve indicar que se trata de um princípio norteador do Sistema Único de Saúde (SUS) segundo o qual se busca olhar o sujeito como um todo e oportunizar cuidado completo em todos os níveis de atenção.
3. A resposta deve indicar que a P4 foi concebida na década de 1990 pelo médico Marc Jamoulle, o qual propôs a discussão para minimizar fatores geradores de iatrogenias, como excesso de rastreamento de doenças, uso indiscriminado de medicamentos, e solicitação de exames ditos como preventivos, decorrentes da hipermedicalização, definindo esse conceito como a "prevenção da prevenção".

Capítulo 6
Questões para revisão

1. O processo de trabalho em saúde é composto por quatro elementos: 1) o trabalho em si; 2) o objeto do trabalho, que na saúde diz respeito ao que será transformado, isto é, às necessidades de saúde; 3) os instrumentos ou meios para executar o trabalho, que podem ser materiais, equipamentos, medicamentos, instalações de saúde, entre outros; 4) os agentes do processo de trabalho em saúde, que são os diferentes profissionais que atuam na área.

2. O modelo de organização do trabalho do cuidado integral foi desenvolvido para superar limites impostos pela fragmentação do trabalho existente nos modelos anteriores. Ele prevê que cada membro da equipe de enfermagem deve desempenhar o conjunto de cuidados propostos para cada um dos usuários do serviço (por exemplo, pacientes internados em uma clínica médica) sob sua responsabilidade. O objetivo desse modelo é suprir as necessidades de saúde que o usuário do serviço apresenta, de forma integral, com base na sistematização da assistência de enfermagem, de maneira inter-relacionada e processual.

3. e

    Comentário: O enfermeiro pode exercer cargos de direção e chefia nas instituições de saúde públicas e privadas.

4. d

    Comentário: A resposta correta remete ao próprio conceito da educação interprofissional (EIP) proposto pelo Centre for the Advancement of Interprofessional Education (Caipe) e destaca dois componentes essenciais da EIP, a articulação das ações entre os profissionais que compõem as diferentes categorias profissionais da saúde e a comunicação entre esses sujeitos, pois a EIP diz respeito à ocasião em que membros de duas ou mais profissões aprendem "com", "sobre" e "entre si" para melhorar a colaboração e a qualidade dos cuidados em saúde.

5. a

    Comentário: O processo de ensino e aprendizagem pautado nos preceitos teóricos e metodológicos da EIP explica por que o processo formativo dos estudantes que compõem os diferentes cursos de graduação da saúde se volta à atuação da prática nos serviços, com a experimentação e a problematização das necessidades locais das populações e dos serviços, de forma colaborativa e interprofissional.

Esse processo favorece a troca de saberes, a comunicação, a interdependência e o reconhecimento das profissões que compõem as diferentes categorias da equipe de saúde e, sem dúvida, agrega ao processo de ensino e aprendizagem e, também, ao sistema de saúde, que receberá profissionais voltados a essa lógica de trabalho no futuro.

Questões para reflexão

1. Pontos para reflexão: a) do processo de trabalho de enfermagem participam as diferentes categorias profissionais da enfermagem: enfermeiro, técnico de enfermagem, auxiliar de enfermagem e parteira, conforme dispõe a Lei n. 7.498, de 25 de junho de 1986 (Brasil, 1986a); b) o processo de trabalho em enfermagem é um campo de atuação coletivo e cooperativo, uma vez que é composto por diferentes categorias profissionais, o que corresponde à divisão técnica desse processo de trabalho; c) a divisão técnica e a divisão social do trabalho são marcas que sustentam o processo de trabalho em enfermagem, e não apenas no contexto brasileiro. Desde a formalização da profissão, no século XIX, houve uma cisão entre atribuições e hierarquias das trabalhadoras: as *nurses*, responsáveis pelas ações braçais, e as *lady nurses*, que desenvolviam ações intelectuais. No Brasil, a divisão social do trabalho também esteve relacionada às questões raciais, que determinava que o trabalho intelectual estava destinado às mulheres brancas e o trabalho braçal, às mulheres negras; d) essa divisão impacta o processo de trabalho da atualidade e está associada a conflitos e desgastes.

2. Pontos para reflexão: a) as mulheres representam mais de 85% da força de trabalho da enfermagem; b) a construção social da inserção da mulher no mercado de trabalho sofreu, e ainda sofre, a influência da divisão sexual do trabalho, visto que as profissões que, no imaginário social, pertencem à mulher são aquelas

que reproduzem tarefas associadas ao cuidar e ao amor materno, como na enfermagem, por exemplo; c) essa visão estereotipada e que associa enfermagem a características que seriam próprias do sexo feminino desvincula a cientificidade da profissão e adiciona outras camadas de exploração, já que as mulheres comumente executam duplas ou triplas jornadas de trabalho, associadas a um maior tempo de dedicação ao cuidado dos filhos e de familiares.

3. Pontos para reflexão: a) a fragmentação do processo de trabalho em saúde é prejudicial aos usuários dos serviços de saúde, pois aumenta as chances de ele ser exposto a atos falhos ou duplicados e de um profissional cometer erros, diminui a resolubilidade das práticas em saúde e dificulta a formação de vínculo e a continuidade do cuidado; b) para o sistema de saúde, a fragmentação está associada ao aumento dos custos da assistência e gera tensões que comprometem a qualidade do cuidado e o funcionamento da rede de atenção à saúde como um todo.

4. Pontos para reflexão: a) intervir sobre as necessidades de cuidado é uma prática social; b) o processo de trabalho em saúde que permite a satisfação das necessidades de saúde de um indivíduo entrelaça as diferentes faces dessas necessidades, que se apresentam também no âmbito coletivo da vida em sociedade. Por isso, mesmo sendo concretizado no individual, ele também diz respeito ao coletivo de uma sociedade; c) o modo como as sociedades estão organizadas atualmente determina o surgimento de necessidades de saúde que são complexas, heterogêneas e que, para serem respondidas, dependem cada vez mais de uma integração dos diferentes saberes, o que só pode ser alcançado numa perspectiva interprofissional, tanto de formação como de práticas em saúde.

5. Pontos para reflexão: a) reconhecer a EIP como prática emancipadora e transformadora da realidade; b) promover mudanças curriculares capazes de abranger os princípios teóricos e metodológicos da EIP; c) promover ações de aproximação entre ensino e serviço, de forma a aproximar os profissionais da prática do processo formativo; d) investir na troca de experiências, na troca de saberes, na comunicação e na não hierarquização das profissões da saúde.

Sobre as autoras

Priscila Meyenberg Cunha Sade é pós-doutoranda pelo Programa de Pós-Graduação em Enfermagem (PPGEnf) da Universidade Federal do Paraná (UFPR), doutora e mestre em Enfermagem (2017, 2013) também pelo PPGEnf da UFPR, especialista em Modelagem de Processos Aplicada à Saúde Pública (2023) pela Escola de Saúde Pública do Paraná (ESPP) e em Assistência de Enfermagem ao Paciente em Estado Crítico (2007) pela Faculdade Evangélica Mackenzie do Paraná (Fempar) e graduada em Enfermagem (2004) pela UFPR. Atualmente, trabalha na Divisão de Ensino Superior da ESPP e é membro do Grupo de Pesquisas em Políticas, Gestão e Práticas em Saúde (GPPGPS) da UFPR. Tem experiência na área de enfermagem, com ênfase nos seguintes temas: administração e planejamento e educação permanente em saúde.

Jéssyca Slompo Freitas é doutora e mestre em Enfermagem (2021, 2016) pelo Programa de Pós-Graduação em Enfermagem (PPGEnf) da Universidade Federal do Paraná (UFPR), especialista em Saúde da Criança e do Adolescente (2015) pelo Programa de Residência Profissional em Enfermagem pela Faculdades Pequeno Príncipe e em Urgência e Emergência: Atendimento do Pré-Hospitalar à UTI (2014) pela Faculdade Guairacá e bacharel em Enfermagem (2011) pela Universidade Estadual do Centro-Oeste (Unicentro). Atualmente, é professora colaboradora no Departamento de Enfermagem da Unicentro. Tem experiência na área de políticas e práticas de saúde, educação e enfermagem com ênfase em saúde da criança e do adolescente.

Marlise Lima Brandão é doutoranda pelo Programa de Pós-Graduação em Enfermagem (PPGEnf) da Universidade Federal do Paraná (UFPR), mestre em Enfermagem (2018) também pelo PPGEnf da UFPR, especialista em Saúde Coletiva (2019) pela Universidade Católica Dom Bosco e em Mediação dos Processos Educacionais na Modalidade Digital (2022) pela Faculdade São Leopoldo Mandic e bacharel em Enfermagem (2013) pela UFPR. Atua na docência do ensino superior desde 2018, com experiência nas áreas de saúde coletiva, Atenção Primária à Saúde, cuidados de enfermagem e feridas.

Anna Beatriz de Lacerda Pinto Naumes é mestre pelo Programa de Mestrado e Doutorado em Saúde da Criança e do Adolescente, na linha de pesquisa de Ensino na Saúde, pela Faculdades Pequeno Príncipe e graduada em Enfermagem pela Universidade Tuiuti do Paraná (UTP). É docente da Pós-Graduação em Enfermagem das seguintes instituições de ensino superior: Faculdade do Futuro, Centro Universitário Campos de Andrade (Uniandrade), Centro Universitário Internacional Uninter, UniCuritiba e UniBrasil. Atualmente, trabalha nas áreas de saúde suplementar, gestão de cuidados médico-cirúrgicos e auditoria em saúde.

Andréa Cristina de Morais Chaves Thuler é doutora em Enfermagem (2019) pelo Programa de Pós-Graduação em Enfermagem (PPGEnf) da Universidade Federal do Paraná (UFPR), pós-graduada em Saúde da Família (2010) pela Universidade Cândido Mendes – RJ e em Enfermagem Ginecológica e Obstétrica (2016) pela Universidade Positivo e bacharel e licenciada em Enfermagem (2005) pela Universidade Cândido Mendes – RJ. Tem experiência nas áreas de assistência de enfermagem na Atenção Primária à Saúde, assistência em enfermagem materno-infantil e docência em nível de graduação, pós-graduação e tutoria. É enfermeira pela Empresa Brasileira de Serviços Hospitalares desde 2017 e membro do Núcleo de Estudo, Pesquisa e Extensão em Cuidado Humano de Enfermagem (Nepeche) – Saúde da Mulher do Programa de Pós-Graduação do Departamento de Enfermagem da UFPR.

Alessandra Vieira de Mello Bueno Machado é mestre em Enfermagem (2021) pelo Programa de Pós-Graduação em Enfermagem (PPGEnf) da Universidade Federal do Paraná (UFPR), pós-graduada em Gestão de Redes de Atenção à Saúde pela Fundação Oswaldo Cruz (Fiocruz) e em Gestão Pública pelo Instituto Federal de Educação do Paraná (IFPR), e bacharel e licenciada em Enfermagem (2007) pela UFPR. É enfermeira estatutária da Secretaria Municipal da Saúde de Curitiba desde 2010. Tem experiência nas áreas de assistência de enfermagem na Atenção Primária à Saúde, assistência em enfermagem materno-infantil e gestão de contratos.

Rafaela Gessner Lourenço é doutora em Ciências (2018) pelo Programa Interunidades de Doutoramento em Enfermagem da Escola de Enfermagem da Universidade de São Paulo (USP) e da Escola de Enfermagem de Ribeirão Preto também da USP, mestre em Ciências (2013) pelo Programa de Pós-Graduação em Enfermagem da USP, e bacharel e licenciada em Enfermagem (2011) pela Universidade Federal do Paraná (UFPR). É vice-líder do Núcleo de Estudos em Saúde Coletiva (Nesc) da UFPR. Atualmente, atua como professora adjunta do Departamento de Enfermagem da UFPR, na área de Saúde Coletiva, como professora colaboradora do Programa de Pós-Graduação Prática do Cuidado em Saúde (PPGPCS) da UFPR e como professora permanente do Programa de Pós-Graduação em Enfermagem (PPGEnf) da UFPR.

Os papéis utilizados neste livro, certificados por instituições ambientais competentes, são recicláveis, provenientes de fontes renováveis e, portanto, um meio **res**ponsável e natural de informação e conhecimento.

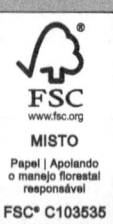

FSC
www.fsc.org
MISTO
Papel | Apoiando
o manejo florestal
responsável
FSC® C103535

Impressão: Reproset